Eichborn.

Mathias Tietke

Yoga für Bad & WC

Mit Aqua-Yoga° schön gesund und gut in Form

**Mit einem Vorwort von Aquananda
und Cartoons von TOM**

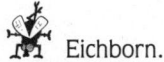 Eichborn.

Für Varuna, den großen Jungen

Die wahre Lebenskunst besteht darin,
im Alltäglichen das Wunderbare zu sehen.
(Pearl S. Buck)

Ein ernster Mensch sein
und keinen Humor haben,
das ist zweierlei.
(Arthur Schnitzler)

**We are the spirit of the Age of Aquarius
The Age of Aquarius
(»Hair«)**

2 3 4 02 01

Eichborn AG, Frankfurt am Main, August 2000
Umschlaggestaltung: Irma Schick unter Verwendung
einer Illustration von TOM
Lektorat: Oliver Thomas Domzalski
unter Mitarbeit von Judith Schneider
Satz und Layout: Jeanne van Stuyvenberg
Druck und Bindung: WS Bookwell, Finnland
ISBN 3-8218-3570-2

Verlagsverzeichnis schickt gern:
Eichborn Verlag, Kaiserstr. 66,
D-60329 Frankfurt am Main
www.eichborn.de

Inhalt

Anhang

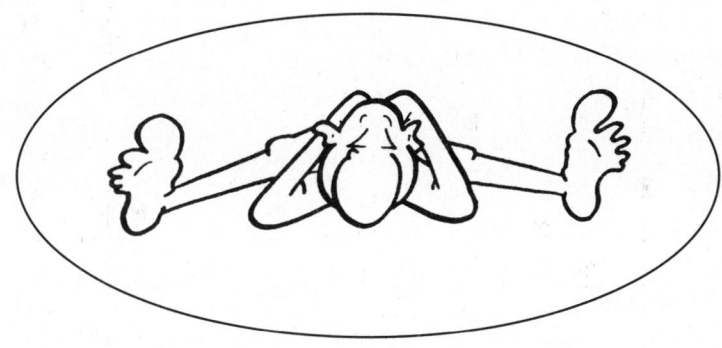

Vorwort

Überlegen Sie mal, was alles mit dem Wasser verbunden ist. Ist es nicht erstaunlich, wie sehr jegliches Leben vom Wasser abhängt? Sämtliche Getränke, egal ob Tee oder Kaffee, Saft oder Bier, Milch oder Wein – in erster Linie bestehen sie aus Wasser. Wir nennen die Erde einen blauen Planeten. Und warum? Richtig – des Wassers wegen. Der Mensch und die Oberfläche der Erde – beide bestehen zu zwei Dritteln aus Wasser! Wir schwimmen und tauchen darin, wir nutzen die Oberfläche, um uns darauf fortzubewegen. Pflanzen, Bäume gedeihen nur, wenn ausreichend gewässert wird. Wasser, überall Wasser, auch dort, wo wir es weder sehen noch vermuten. Ist das nicht erstaunlich? Wasser zum Kühlen, Wasser zum Wärmen ... nichts geht ohne Wasser. Am Wasser hängt es, zum Wasser drängt es. Eine Verbindung herzustellen zwischen dem Körper-Geist-Seele-System Yoga und dem Element Wasser war und ist nur natürlich.

Ich traf Mathias erstmals in Budapest auf der sechsten, von Làzlò Hortobàgyi organisierten All-Indian World Music Conference. Wir sprachen über Indien, indische Kultur, Sinn und

Zweck des Daseins. Kein Wort über Aqua-Yoga°. Wir praktizierten es, aber wir sprachen nicht darüber. Ich ging dann für einige Jahre nach Indien, lernte an verschiedenen Orten bei ganz unterschiedlich eingestellten Meistern. Vor allem Tanz, ein wenig Tabla und die Grundlagen des Tantra. Wo und mit wem auch immer ich in den letzten Jahren zusammenarbeitete, zwei Dinge haben mich stets begleitet: Wasser und Yoga.

Im vergangenen Jahr traf ich Mathias erneut. Andere würden es Zufall nennen, für mich war es Fügung. In der Yogahochburg Rishikesh am Ufer des Ganges saßen wir bei einer abendlichen Zeremonie plötzlich nebeneinander. Ich hatte inzwischen meinen bürgerlichen Namen abgelegt, hieß nun Aquananda. Mein neuer Name war nicht nur sehr bewußt gewählt, es gibt einfach keinen treffenderen für mich: Wasser und Glückseligkeit. Latein und Sanskrit. Gelehrten- und heilige Sprachen.

In Rishikesh kam unser Gespräch dieses Mal ganz schnell auf die Verbindung von Wasser und Yoga. Kein Wunder, wenn man sich an einem Fluß aufhält, der von zig Millionen als heilig verehrt wird. Ein Fluß, der verschiedensten Ritualen, Reinigungen, der dem Rafting und der Entsorgung von Toten dient.

Mathias erzählte von seinem Projekt, die Synthese von Wasser und Yoga systematisch zu erfassen und zu publizieren. Mein Weg ist ja eher die direkte, mündliche Überlieferung, wie sie traditionell in Indien bevorzugt wird. Diese Buchveröffentlichung dagegen entspricht der modernen, westlichen Art, zu vermitteln und Wissen weiterzugeben. Zugleich ist »Yoga für Bad & WC« thematisch stark der Tradition verbunden. Die ältesten Indizien für eine Yoga- bzw. Meditationspraxis reichen ja in die Harappakultur am Indus. Das liegt 4000 Jahre zurück. Wir haben hier also einen Spagat zwischen Ost und West, zwischen Tradition und Moderne. Oder eher einen Brückenschlag. Etwas, das verbindet. Im Tao Te King des Chinesen Laudse heißt es: »Das Allerweichste der Welt / Holt im Rennen das Allerhärteste ein: / Ins Lückenlose dringt, was ohne Sein.«

Ist das nicht großartig? Besser kann man es nicht ausdrücken.

Als ich noch in Israel lebte, ging ich immer dann, wenn es mir so richtig gut ging, ins Meer.

Im Glück baden. Eintauchen in etwas höchst Lebendiges. Heute hole ich mir das Meer ins Haus. Morgens kalt duschen, abends heiß baden, das gehört für mich zum Tag. Wo immer ich mich in der westlichen Hemisphäre aufhalte oder zu Besuch bin, stets ist das Bad mein natürliches Refugium und auch ein Ort der ungestörten Entspannung.

Hier in New York höre ich relativ oft einen Satz, der ebenso von einem indischen Yogi stammen könnte und den ich jedem Leser, jeder Leserin dieses Buchs ans Herz legen möchte: »Don't think so much, my friend. Just do it! First realize, than r e l e a s e !«

Brooklyn, 20-05-1999   **Aquananda**

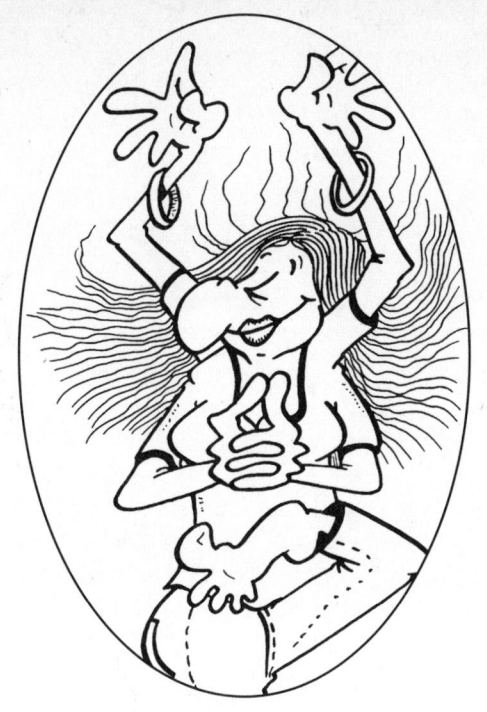

Aquananda, geboren 1971 bei Haifa, beschäftigt sich seit ihrem zehnten Lebensjahr mit Yoga; 1991 lernte sie auf der 6th All-India-World Music Conference in Budapest sowohl den Autor dieses Buches als auch Prof. Dr. A. T. Saihtam kennen. Sie ging für vier Jahre nach Indien, wo sie klassischen Tanz, rechtshändigen Tantra und Tabla studierte. Gibt Workshops und Seminare in New York und Südindien, wo sie abwechselnd lebt.

Was ist Aqua-Yoga°, was nicht und warum in Bad & WC?

I) Was Aqua-Yoga° ist

Aqua-Yoga° ist eine Kombination von gewohnt gutem Wasser und dem besten aus dem Yoga. Gesundheit, Wohlbefinden und ewige Jugend für jeden.

Aqua-Yoga° ist praxisorientiert. Keine kopflastige Analyse für den Professorenstammtisch oder das Verbands-Archiv, sondern anwenderinnenfreundlich für Kopf, Bauch und Fußgelenke.

Aqua-Yoga° ist effektiv, spart also viel Zeit. Selbst die 5-Minuten- und 60-Sekunden-Programme werden in den Schatten gestellt. Aqua-Yoga° kommt ganz ohne zusätzlichen Zeitaufwand aus. Sie tun, was Sie ohnehin tun müssen, und praktizieren zugleich Aqua-Yoga°. Lediglich Ihr Bewußtsein muß neu orientiert werden.

Aqua-Yoga° ist Antidepressivum und Anti-Ageing in einem. Statt in die Drogerie gehen Sie ins Bad. Statt Prozac und Melatonin einzunehmen, üben Sie regelmäßig ein paar Minuten Aqua-Yoga° und bekommen, was die Wundermittel mit den häßlichen Nebenwirkungen versprechen: gute Laune und ein Mittel gegen das Älterwerden.

Aqua-Yoga° ist alltagskompatibel, also integrierbar in bereits Bestehendes. Ihre Disziplin wird auf subtile Weise gefördert. Jedesmal, wenn Sie das Bad oder WC betreten, um zu duschen oder das Geschäft zu verrichten, wissen Sie: Es ist Zeit für Aqua-Yoga°. Es ist, als hätten Sie an mehreren Stellen der Wohnung Zettel angebracht, auf denen »Los, tu was für dich – jetzt & hier!« steht.

Aqua-Yoga° ist durch den Raumspareffekt ein Zugeständnis an das 21. Jahrhundert. Bad und WC haben als natürliche, in nahezu jede Wohnung integrierte Refugien den immensen Vorteil, daß Sie dort abschließen können, ohne vorher darüber debattieren zu müssen und ohne Ihr Umfeld unnötig zu beunruhigen. In Bad und WC sind Sie unbeobachtet. Sie werden nicht gestört und bekommen sich selbst unter Kontrolle, ohne kontrolliert zu werden.

Aqua-Yoga° ist der über 4000jährigen Tradition des Yoga und dessen Ursprungsland verbunden. Yoga ist in Indien niemals humorlos, selten kostspielig, und die Inder verehren das Wasser wie kein zweites Volk.

Aqua-Yoga° ist motivierend und somit ein erprobtes Mittel gegen Frust und Langeweile. Häufiges Wasserlassen oder Verstopfungen deprimieren nur dann, wenn Sie der Situation sonst nichts abgewinnen können. Mit Aqua-Yoga° ändert sich dies gravierend. Je öfter Sie Probleme mit der Verdauung oder Gründe für eine Ganzkörperreinigung haben, desto öfter versetzt Aqua-Yoga° Sie in die Lage, etwas Wohltuendes für sich zu tun.

Aqua-Yoga° ist die Minimal Art der Lebenskunst. Sie lernen, sich mit kleinstem Raum zu bescheiden. Wer die Meisterschaft erlangt hat, kann dann überflüssig gewordene Räume wie Schlafzimmer, Wohnzimmer, Wohnküche sukzessive untervermieten.

Aqua-Yoga° ist bereits nach kurzer Zeit von Erfolg gekrönt. Wer gut ausscheidet, schneidet gut ab. Und wer im Bad Schneid hat, badet im Erfolg.

Aqua-Yoga° ist für alle da. Jede Frau, jeder Mann, jedes Kind – alle, die in der Lage sind, ihr Geschäft selbständig zu erledigen sowie allein zu duschen oder zu baden, können ohne Bedenken Aqua-Yoga° praktizieren. Kinder fühlen sich beim Herumplanschen wohl, da lassen sich leicht ein, zwei Atem- oder Körperübungen einbauen.

Kurzum: **Aqua-Yoga°** ist einzigartig.

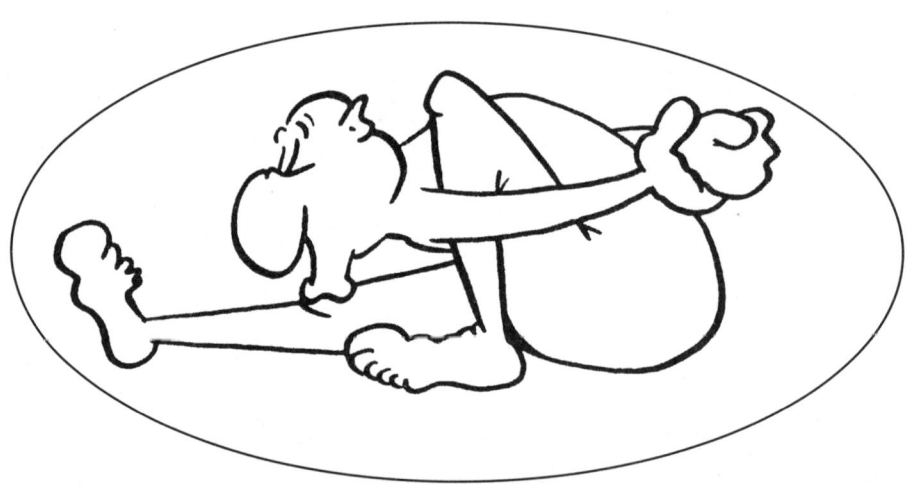

II) Was Aqua-Yoga° nicht ist

Aqua-Yoga° ist keine Gymnastik, bei der es »nur« um Bewegung geht. Beim Yoga geht es vor allem um Haltung. Das Halten einer bestimmten Position, um Körperhaltung, um die innere Haltung. Und beim Yoga geht es um größtmögliche Achtsamkeit. Und Achtsamkeit bedeutet, sich Zeit zu lassen.

Gymnastik dagegen bedeutet Tempo, Schweißflecken auf dem Trikot und immer wieder Muskelkater.

Beim Yoga: Nichts dergleichen.

Im Sport geht es auch um Ehrgeiz, Wettbewerbe, Aussehen. Beim Yoga sind Ehrgeiz, Wettbewerbsallüren und ästhetische Effekte deplaciert. Beim Aqua-Yoga° kommen Sie diesbezüglich nicht einmal in Versuchung, denn Sie sind dort, wo selbst der Herr Kaiser zu Fuß hingeht.

III) Warum in Bad & WC?

Seit jeher haben Yogis großen Wert gelegt auf Reinlichkeit, auf Waschungen und Bäder v o r der Yogapraxis. Eine ganze Reihe spezieller Reinigungstechniken werden mit Yoga in Verbindung gebracht. Fast alle diese Übungen werden mit Wasser durchgeführt und dienen nur einem: der totalen Reinigung des Körpers, innen und außen. Dem Entfernen von Giftstoffen, Schlacken, Ablagerungen.

Und auch was die Getränkekarte der Yogis angeht, steht Wasser hoch im Kurs. Denn wo viel getrunken wird, wird auch viel uriniert. Wasser auf Wasser, Giftstoffe raus.

Bad & WC sind überall in der Welt Orte der Transformation. Räume, in denen man sich erleichtert und das Äußere verschönt. In Bad & WC können Sie innehalten.

Yoga in Bad & WC liegt also nahe. Und sowohl im Bad wie auch auf dem WC können Sie ganz Sie selbst sein. Es gibt keinen Grund, sich zu verstellen. Es ist ein natürliches Refugium.

Die Praxis – Grundlagen & Wissenswertes

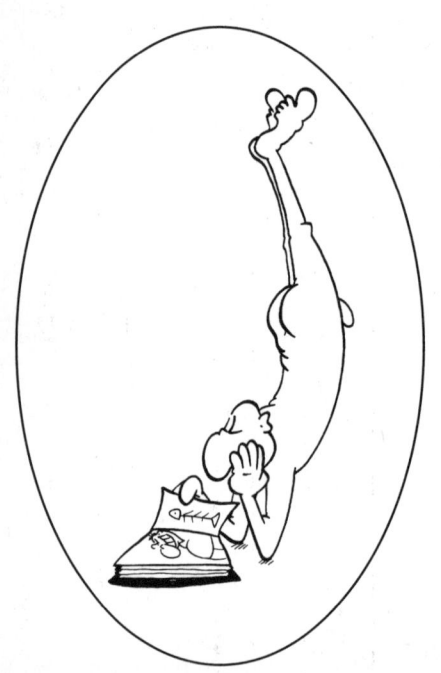

Die Praxis ist das Wesentliche. Einer der großen indischen Yogameister, der Arzt Shivananda (1887-1963), legte das anzustrebende Verhältnis von Theorie und Praxis im Yoga nach langen theoretischen Berechnungen in Prozenten fest: ein Prozent Theorie, 99 Prozent Praxis.

Bevor Sie aber wild und lustvoll drauflos praktizieren, sollten Sie unbedingt die wesentlichen Teile des Buches lesen. Also Zeile für Zeile der Einführung, Satz für Satz der Grundlagen und Wort für Wort von den Anweisungen im Praxisteil. Und natürlich alles, was im Anhang zu finden ist.

Die Leseposition

Die Wahl der Leseposition liegt ganz in Ihrem Ermessen. Sie kann gewohnt bequem oder auch – wie nebenstehend abgebildet – anspruchsvoll sein.

Abzuraten ist von einer Lektüre unter der Dusche oder in der gefüllten Badewanne. Es gehört zu den normalen Eigenschaften auch dieses Papiers, auf dem »Yoga für Bad & WC« gedruckt ist, daß es auf den direkten Kontakt mit Wasser sofort mit Verformungen und Auflösungsprozessen reagiert. Eine Alternative wären in Folie eingeschweißte Kopien der für Sie relevanten Seiten.

Auf jede erdenkliche Art und Ausstattung von Bad & WC einzugehen würde den Rahmen dieses Buches sprengen. Von daher lediglich einige grundsätzliche Überlegungen:

Sollten Sie keine Dusche haben, so können Sie selbstverständlich das Kapitel mit den Übungen »Unter der Dusche« überschlagen; das gleiche gilt für die Wanne, das WC-Becken und den Spiegel. Doch stets werden Sie an anderer Stelle eine Alternative für sich finden.

Apropos Alternative. Neben den unzweideutigen Symbolen:

(1) Wichtiger Hinweis
(2) Medizinischer Rat
(3) Achtung, gefährlich!

werden Sie im Praxisteil häufig wiederkehrende Randbemerkungen finden, die auf etwas Besonderes hinweisen. Hier einige Erläuterungen, was dahintersteckt. Die wiederkehrenden Worte lauten:

– **Achtung!:** – Ein »Achtung« verweist auf Risiken und Gefahren oder Besonderheiten.

– **Alternative:** – Die »Alternative« bringt im Gegensatz zur Variation (s. u.) einen Vorschlag zur Erleichterung, das heißt in der Regel eine einfachere Abwandlung dessen, was zuvor beschrieben wurde.

– **Variation:** – Die »Variation« bietet all jenen, die entweder einigermaßen fit sind oder regelmäßig »Yoga im Badezimmer« üben, eine Alternative, die den Schwierigkeitsgrad erhöht. Werden mehrere Variationen vorgestellt, so ist die Reihenfolge stets von relativ schwierig zu wirklich schwer.

– **Übrigens:** – Dem »Übrigens« folgen Anmerkungen, die ein wenig Unterhaltung in den sachlichen Kontext bringen oder interessante Hintergrundinformationen liefern. Sie müssen nicht unbedingt gelesen werden. Wenn es Ihnen lediglich darum geht, die Haltung zu meistern, sind diese Anmerkungen für Sie Luxus, also überflüssig.

Wenn es Ihnen nach den Übungen besser gehen soll als vorher, dann beachten Sie zudem bitte folgende Hinweise:

Grundvoraussetzung für sämtliche Übungen ist, daß Sie körperlich unversehrt sind. Menschen mit flimmerfreiem Herzschrittmacher oder künstlicher Wirbelsäule sollten vor dem Üben unbedingt einen Arzt (respektive Ärztin) oder eine qualifizierte Heilpraktikerin (respektive Heilpraktiker) ihres Vertrauens zu Rate ziehen. Wenn Sie dann alle Informationen und Unbedenklichkeitsbescheinigungen beisammen haben, müssen SIE die Entscheidung treffen. Letztendlich sind Sie für sich selbst verantwortlich.

Alles, was Sie im Praxisteil vorfinden, sind Vorschläge. Gehen Sie selbst- und verantwortungsbewußt damit um. Wenn Ihnen selbst eine Variation einfällt, dann setzen Sie diese um.

Angenommen, Ihr Bewegungsradius ist stark eingeschränkt, so daß Sie die Haltung nicht so einnehmen können, wie sie beschrieben ist: Versuchen Sie einfach, sich der Haltung anzunähern, und stellen Sie sich dazu im Geist vor, daß Sie die Haltung perfekt ausführen. Imagination ist ein wichtiges Mittel, um voranzukommen.

Immer wenn Sie gut im Gleichgewicht sind, sollten Sie die Augen schließen. Auf diese Weise können Sie sich besser konzentrieren.

Für alle Stand- und Sitzhaltungen gilt: Der Rücken sollte stets gerade oder besser gesagt: aufgerichtet sein. Sowohl der natürlichen Wölbung des Brustwirbelbereiches (Kyphose) wie auch der Wölbung im Lendenwirbelbereich (Lordose) sollten Sie stets dezent entgegen wirken oder diese Muster zumindest nicht verstärken.

Vermeiden Sie unbedingt Hyperkyphose (Rundrücken) und Hyperlordose (ausgeprägtes Hohlkreuz). Achten Sie während des Übens bewußt auf die Haltung der Wirbelsäule. Sie ist schlechthin die Achse Ihres Körpers. Biegsam, stützend und schützend ermöglicht sie als Rückgrat den aufrechten Gang.

Beim Verlust eines Armes oder Beines kommt nicht gerade Freude auf, aber richtig kritisch wird es erst, wenn die Verluste im Bereich der Wirbelsäule auftreten. Alle vitalen Versorgungskanäle und -systeme liegen hier: Atmung, Herz-Kreislauf und Verdauung.

Verantwortung wird gern abgegeben oder von sich gewiesen. Aber von genetischen und gesellschaftlichen Faktoren abgesehen, liegt die Verantwortung bei jedem selbst. Dies gilt auch für Yoga.

Wenn Sie erwarten, daß ein Lehrer, ein Guru oder ein Yogameister die Verantwortung für Sie übernimmt, haben Sie die Rechnung ohne den Wirt gemacht. Der Wirt Ihres Körpers sind Sie. Die Verantwortung für sich müssen Sie selbst übernehmen. Weder Verlag noch Autor noch Cartoonist übernehmen Haftung dafür, wie Sie mit sich und diesen Anleitungen umgehen.

Aber: Jede hier beschriebene Übung wurde vom Autor – wie auch von Testpersonen ohne Yogaerfahrung – auf ihre Durchführbarkeit geprüft.

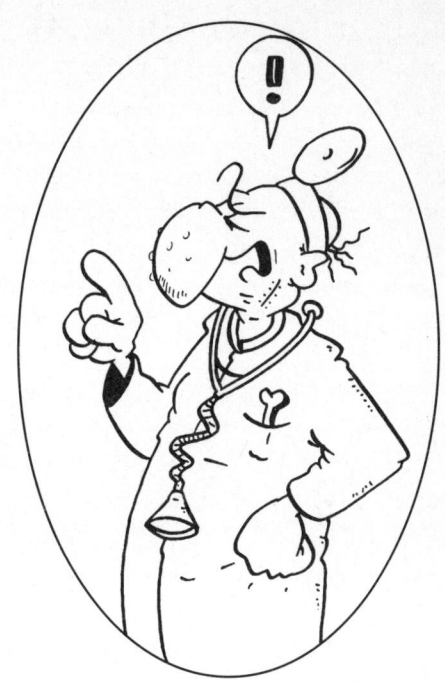

Die Grüß-Gott-Haltung
(namasté oder anjalí-mudra)

* Nehmen Sie die Grußhaltung als den Moment, in dem Sie von der Alltagsroutine auf Geistesgegenwart umschalten.

* Desmond Morris, der ehemalige Kurator für Säugetiere beim Londoner Zoo, optisch unverkennbar am supersträhnigen Seitenscheitel, hat in einem seiner populären Bücher für diese Haltung vier Bedeutungen aufgelistet. Diese sind Gebet (1), Gruß (2), Dank (3) und Entschuldigung (4). Morris behauptet auch in diesem Buch viel und belegt (fast) nichts, aber im Fall des Abschnitts »Handflächen aufeinanderlegen« kann man ihm getrost folgen.

* In erster Linie ist »namasté« die Geste, mit der sich in Asien höfliche Menschen begrüßen. Spirituelle Sucher begleiten dies mit dem Gedanken »Das Göttliche in mir grüßt das Göttliche in dir.«

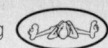

* Übrigens: Da wir, also Sie als Leser(in) und ich als Autor, nun schon eine Weile zusammen sind, biete ich Ihnen hiermit das »Du« an. Sollten Sie daran keinen Gefallen finden, so lesen Sie Formulierungen wie zum Beispiel »Lege dich .... « bitte einfach als »Legen Sie sich ...«.

→ Beginne die Übung, indem du die Hände faltest, so wie es brave Christen tun. Drücke ausatmend (AA) fest zu. Angenommen, der Daumen der linken Hand liegt obenauf, dann wechsle anschließend die Haltung der Finger, so daß der Daumen der rechten Hand obenauf liegt.[1]

→ Drücke ausatmend (AA) fest zu.

→ Wiederhole diesen Wechsel zwei-, dreimal.

[1] Diesen sich ungewohnt anfühlenden Seitenwechsel solltest du möglichst bei allen einseitigen Übungen durchführen. Er regt nicht nur Körperpartien an, die sonst gewohnheitsmäßig vernachlässigt werden, sondern aktiviert Gehirnregionen, die meist unterfordert sind.

→ Löse Finger und Hände voneinander.

→ Lege die Handinnenflächen vor der Brust flach aufeinander. Die Finger sind geschlossen, die Fingerspitzen weisen nach oben.

→ Nimm die aneinandergelegten Hände vor das Gesicht, und senke die Hände ausatmend, bis die Handgelenke den Solarplexus erreicht haben. Die Unterarme sollten eine Linie bilden und sich etwa parallel zum Boden befinden.

→ Wenn möglich, schließe die Augen.

→ Konzentriere dich auf deinen Herzschlag. Kannst du das Pulsieren wahrnehmen? Dein ganzer Körper wird von dieser Kreislaufpumpe versorgt. Achte auf den Pulsschlag in den Füßen. An den Handgelenken. Am Hals. In den Ohren.

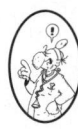 Achtung: Bei Bluthochdruck gehe nicht über die Handgelenke hinaus.

→ Stelle dir vor, dein Körper ist pures Wasser. Weich, durchlässig, voller Energie. Alles fließt.

21

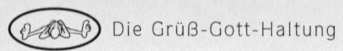

➦ Beende die Übung, indem du die Augen öffnest und die Hände voneinander löst.

* Du kannst jede der folgenden Übungen mit dieser Geste beginnen. Nutze es als ein kleines Ritual, das einen Übergang schafft vom Alltagstrott, wo viele Dinge ganz routiniert und unbewußt ablaufen, zum Moment der Achtsamkeit. Dieses Innehalten ist an sich noch keine Meditation, aber bereits eine Vorstufe.

* Sollte dir die Grüß-Gott-Haltung zu feierlich oder spirituell vorkommen, so lasse diese Grußgeste einfach weg. Die eigentlichen Übungen funktionieren auch ohne namasté.

Was diese Übung bringt

➦ Befinden sich die Unterarme in einer Linie vor der Brust, so werden die Handgelenke gedehnt.

➦ Namasté dient der Konzentration. Du schließt den Energiekreislauf und bist ganz bei dir.

➦ Die Haltung drückt Respekt aus, und so ist sie hier auch gemeint. Du bringst deinen Respekt zum Ausdruck. Respekt vor dem Übungsprogramm, Respekt vor der Tradition des Yoga, Respekt vor dir selbst.

Übungen auf dem WC-Becken

* Vielleicht wirst du dich jetzt fragen: Was zuerst? Erst das Geschäft oder erst die Übung? Auch hier gilt wie im richtigen Leben: Erst das Gröbste und Notwendige, dann die feinen, angenehmen Dinge. Erst die Pflicht, dann die Kür. Erst drücken, dann dehnen.

Der Berg mit den Vier Jahreszeiten (parvatâsana)

* Zugegeben: Selbst zum Berg zu werden ist längst nicht so spektakulär, wie einen Achttausender nach dem anderen zu besteigen. Aber – es kann genau so faszinierend sein. Du wirst wegen dieser Erfahrung wahrscheinlich nicht vom *Playboy* interviewt werden, wie Reinhold der Eroberer, dafür behältst du all deine Zehen und sparst massig Geld. Und die Gletscher werden dir´s danken.

* Wann immer du dich zu einer Sitzung im Bad einfindest – sei es zum Urinieren (wenn du als Mann noch nicht zur hygienischen

Sitzhaltung übergegangen bist, wäre jetzt ein weiterer Grund da, dies ab sofort zu tun, zumal erwiesen ist, daß der Harnstofftröpfchenstreuradius sich proportional zur Fallhöhe verringert, d. h., je geringer die Distanz zwischen Strahlgeber und Empfangsfläche, desto geringer auch die Verschmutzung des Umfeldes) oder zur Defäkation (zu deutsch: GROSS machen) – , stets kannst du ohne Aufwand und Anstrengung diese Übung integrieren. Solltest du nur ein klitzekleines Geschäft machen, läßt du den Bewegungsablauf der »Vier Jahreszeiten« einfach weg und beschränkst dich auf den Berg.

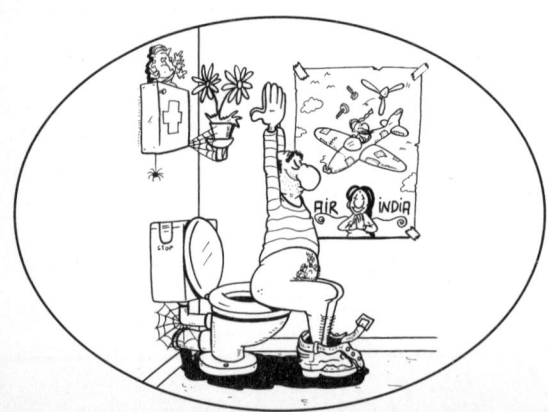

→ Du beginnst, indem du die Füße flach auf den Boden stellst und deine Wirbelsäule aufrichtest. Neige etwas den Kopf, auf daß dein Nacken lang werde. Die Hände liegen auf deinen Oberschenkeln.

→ Tief in den Bauchraum atmend, führst du beide Arme in einem weiten Bogen seitwärts nach oben.

→ Lege die Handinnenflächen aneinander.

→ Streck die Arme weit nach oben.

→ Stell dir vor, du wolltest einem Kind zeigen, wie hoch der höchste Berg der Welt, der Mount Everest, ist. Sooo hoch!

→ Während du ausatmest, läßt du die Schultern ganz entspannt sinken[2].

→ Frühling: Du öffnest einatmend die Hände mit geschlossenen Fingern. Die Handgelenke bleiben in Kontakt.

→ Sommer: Du spreizt in der Atemfülle weit die Finger und öffnest die Hände so weit wie möglich. Deine Schultern bleiben ganz entspannt.

[2] Wenn deine Sitzung superkurz ist, läßt du an dieser Stelle auch die Arme sinken.

→ Herbst: Ausatmend schließt du die Hände.

→ Winter: In der Atemleere senkst du die aufeinanderliegenden Hände bis in Höhe des Brustkorbs.

→ Mit der nächsten Einatmung beginnst du von vorn.

→ Du beendest die Übung, indem du die Hände auf den Oberschenkeln ablegst.

→ Spüre dem Erlebten nach.

Was diese Übung bringt

→ Diese Dehnung des Rumpfes verschafft dir ein Gefühl des Wohlbefindens.

→ Der lange Nacken – dies gilt nicht nur für diese Übung – wirkt der verbreiteten Hyperlordose der Halswirbelsäule (HWS) entgegen, wodurch sich Verspannungen und davon verursachte Kopfschmerzen erheblich reduzieren lassen.

→ Der Berg korrigiert auf sanfte Art mangelhafte Haltung.

→ Die Atmung wird vertieft.

* Übrigens: Mein eigener Einstieg in den Yoga hatte auch mit langjährigen Spannungskopfschmerzen und Migräneattacken zu tun. Diese wurden von den Schulmedizinern entweder mit reichlich Pharmaka (übliche Nebenwirkungen: Magen-Darm-Beschwerden, Schwindel, Müdigkeit; mögliche Nebenwirkungen: Magen-Darm-Geschwüre, Leber- und Nierenschäden, Tinnitus, schwere Hautreaktionen, Haarausfall) behandelt, oder ich wurde auf das Überweisungskarussell gesetzt und landete so beim Augenarzt, beim Neurologen und beim Orthopäden, der mir eine »degenerative Schlifffläche an der Vorderkante des 4. und 5. HWK sowie eine Höhenminderung des ZWR C3/4« als altersbedingte Verschleißerscheinungen attestierte und ein Faltblatt in die Hand drückte über »Lasten heben, aber richtig« und »Bücken, gewußt wie«.

Geholfen hat nichts davon.

Als ich dann die ersten Yogakurse belegte, merkte ich recht schnell, was die Schmerzen verursacht hatte: Mangelndes Körperbewußtsein ganz allgemein; verkrampfte Körperhaltung, ohne irgendeine Korrektur speziell in

25

Nacken und Schultern, und exzessiver Kaffee-
genuß. Durch Yoga änderte sich dies – langsam
zwar, aber deutlich.

Lediglich die Apothekerin, bei der ich Monat
für Monat 20er-Packungen Kopfschmerz-
tabletten gekauft hatte, vermißt mich.

Der Schmetterling
auf der Brille
(baddha konâsana)

* Die Inder haben seit jeher eine Vorliebe
für bildhafte Sprache. Diese symbolischen
Bilder sind ein gutes Mittel, sich bestimmte
Sachverhalte zu merken. Eselsbrücken. Besser
als jeder Terminus technicus geben sie eine
Vorstellung von dem, was zu tun oder was
gemeint ist. Beim Yoga sind es bevorzugt Tiere,
die für eine bestimmte Körperhaltung stehen.[3]

* Unter baddha konâsana oder »Der zurück-
gehaltene Winkel mit vertikaler Bewegung«
kann ich mir weder irgend etwas vorstellen
noch merken. Beim »Schmetterling« dagegen
habe ich sofort eine ungefähre Idee, wie der
Flügelschlag eines Falters auf meine ange-

winkelten Beine anzuwenden ist. Sich das Wort
»Schmetterling« zu merken, macht keine
Umstände.

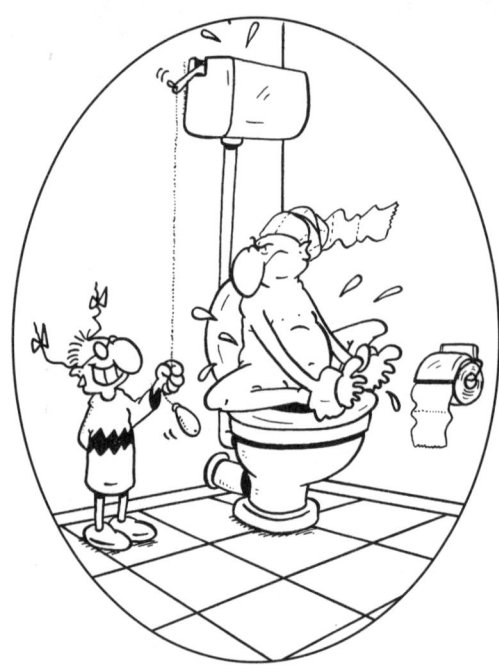

[3] Verwunderlich ist, daß es unter den 84 Grundhaltungen des
Yoga keine Übung gibt, die »Der Elefant« heißt. Wohin das Auge in
Indien blickt – überall Elefanten: Als Gott, als Skulptur, als Reittier
oder mitten im Tempel – aber keine entsprechende Yogahaltung.

* Bei dieser Übung mußt du ein wenig vom Üblichen abweichen. Während du sonst Hose und Höschen lediglich herunterstreifst, ist es hier ratsam, dich von beidem zu befreien. Dies gibt dir mehr Spielraum und Sicherheit.

- Sie: »Und was machst du heute abend?«
- Er: »Ach, ich werde noch einmal den Schmetterling machen.«

- Du beginnst, indem du dich aufrecht und entspannt auf das WC-Becken setzt
- Richte dich auf, so daß du ganz gerade sitzt.
- Löse die Füße vom Boden.
- Beuge die Beine, und ziehe die Füße so weit nach oben, daß du die Außenkanten auf den vorderen Teil der WC-Brille legen kannst. Lege die Fußsohlen aneinander.
- Nimm drei tiefe Atemzüge.
- Wenn du wirklich stabil und bequem sitzt, umfasse mit den Händen die Füße oder die Fußgelenke.
- Drücke mit jeder Ausatmung (AA) die angewinkelten Beine nach außen und unten.

- Wie oft du dies insgesamt tust, liegt ganz in deinem Ermessen.

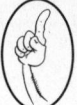

Achtung: Laß den Rücken gerade!

Tip: Du kannst durch den Druck der Ellenbogen gegen die Innenseiten der Schenkel das Resultat deutlich verbessern. Aber – übertreibe nicht.

- Beende die Übung, indem du zuerst die Hände von den Füßen und erst dann die Füße von der WC-Brille löst.

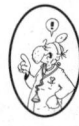

Achtung: Beachte unbedingt diese Reihenfolge!

- Sobald du die Ausgangshaltung erreicht hast, gehe mit der Aufmerksamkeit in den zuvor gedehnten Bereich deines Körpers, und spüre der Wirkung nach.

27

Was diese Übung bringt

➤ Durch das Abspreizen der Oberschenkel wird sich die Beweglichkeit in den Hüft- und Kniegelenken verbessern, das bedeutet einen Zuwachs an körperlicher Flexibilität. Die innere Oberschenkelmuskulatur wird gedehnt. Zugleich ist baddha konâsana (Der Schmetterling) auf dem WC-Becken eine gute Vorbereitung auf schwierige Sitzhaltungen wie Lotus- oder den vollkommenen Sitz.

Die gaslösende Dehnung (ardha apânâsana)

* Normalerweise sollte niemand mit vollem Bauch Yoga praktizieren[4]. Von daher wird meistens auch der frühe Morgen als beste Übungszeit angegeben. Aber wer hat morgens, unmittelbar nach dem Schrillen des Weckers und vor der ersten Tasse kräftigen Getreidekaffees und dem Schälchen Naturjoghurt mit Frühstückscerealien aus biologischem Anbau, schon Lust auf Bewegung?

* Die gaslösende Dehnung gehört zusammen mit dem »Tiger« und der »Luftpumpe« zu jenen Haltungen, die auch direkt nach der Mahlzeit geübt werden können. Zwar sollten sie nicht forciert, also nicht mit großem Kraftaufwand durchgeführt werden, aber prinzipiell sind diese Übungen für Zeiten eines gewissen Völlegefühls geeignet.

* Prinzipiell sollte der beschriebene Bewegungsablauf in den Pausen des Drückens und Pressens erfolgen bzw. unmittelbar nach dem abgeschlossenen Geschäft. Nur so ist ein Atemrhythmus möglich, nur so machen die Bewegungen einen Sinn.

➤ Du sitzt entspannt auf dem WC-Becken.

➤ Beginne mit der Übung, indem du deinen Rücken aufrichtest. Dehne dich so nach

---

[4] Mit vollem Mund und voller Blase übrigens auch nicht.

oben, als würdest du dich ein, zwei Zentimeter größer machen wollen.

➤ Tief einatmend beugst du dich leicht nach vorn und umfaßt mit beiden Händen dein linkes Knie. Löse das linke Bein vom Boden und winkle es an.

➤ Ausatmend ziehst du das linke Bein nach oben, möglichst nah an deinen Bauch. Dein Oberkörper ist aufgerichtet, deine Schultern sind entspannt.

➤ Halte das Bein einige Atemzüge in dieser Position. Wenn du einatmest, gibst du etwas nach, läßt locker; wenn du ausatmest, ziehst du das Bein wieder dichter an den Körper.

➤ Setze das Bein wieder ab, indem du dich einatmend leicht nach vorn beugst und die Hände ausatmend vom Knie löst.

➤ Wiederhole das Ganze mit dem rechten Bein. Achte darauf, daß du beide Seiten gleich lang und gleich intensiv übst.

➤ Beende die Übung, indem du beide Füße am Boden beläßt.

Was diese Übung bringt

➤ Ardha apânâsana fördert die Verdauung im Darmbereich und dehnt partiell den unteren Rücken.

Haltungen unter der Dusche

Der Baum im Regen
(v r i k s h â s a n a)

**Beim Anblick von Bäumen in einem Park,
an Berghängen oder im Walde
sollte so geredet werden:
Sieh, jene Bäume! Sie sind prächtig, groß,
hochragend;
sie haben weit ausladende Äste mit vielen
Zweigen;
sie sind herrlich, schön, wunderschön!**
MAHAVIRA (599 v .Chr. – 527 v. Chr.)

* Falls du noch keine Rutschstopmatte in deiner Dusche hast und sich auch keine Rutschstopsaugnoppen am Boden befinden, so solltest du jetzt über eine entsprechende Investition nachdenken.

Achtung: Auf jeden Fall solltest du peinlich darauf achten, daß sich keine Seifenreste am Boden ablagern! Üben auf glitschigem Boden bedeutet Unfallgefahr.

* Der Baum steht für Standfestigkeit, Ausdauer, Stabilität. Er ist jeder Witterung ausgesetzt, spendet Schatten, liefert wohlschmeckende Früchte wie Äpfel, Nüsse, Kirschen. Man kann auf ihm herumklettern oder an seinen Stamm pinkeln.

* Die erhobene Haltung der Arme muß in der folgenden Übung keine superhohe schlanke Pappel darstellen.

* Wichtig sind Wurzeln, Stamm und Krone. Das beantwortet auch die viel besungene Frage: »Was macht den Baum zum Baum«. Ob die Äste eher seitwärts oder straight nach oben weisen, ist nur eine Frage der Arten und Bestimmungsbücher.

* Wenn du schwankst, ist dies in Ordnung. Der Baum schwankt auch.

PRAXIS / Teil I

➤ Du beginnst, indem du ganz gerade und aufgerichtet stehst. Die Füße stehen hüftbreit, so daß noch zwei Füße dazwischenpassen würden.

➤ Verteile dein Körpergewicht gleichmäßig auf beide Füße sowie auf Fersen und Zehen.

➤ Ziehe deine Schultern leicht zurück und laß sie bewußt entspannt.

➤ Verlagere dein Gewicht auf das linke Bein. Verwurzle dieses dein Standbein gedanklich tief im Boden.

➤ Löse das rechte Bein vorsichtig vom Boden. Laß es leicht kreisen. Male mit dem Spielbein Zahlen oder Figuren (z. B. Teletubbies) in die Luft.

➤ Setze das rechte Bein wieder auf.

➤ Stell die Balance wieder her, und stell dir einen kräftigen Baum in seiner ganzen Pracht vor.

➤ Verlagere dein Gewicht erneut auf das linke Bein.

➤ Löse das rechte Bein vom Boden und beuge es im Knie an.

➤ Setze den rechten Fuß auf die Innenseite des linken Oberschenkels. Je höher desto besser. Die Zehen weisen nach unten und das rechte Knie zur rechten Seite.

➤ Finde einen Punkt im Bad, auf den sich deine Augen konzentrieren.

➤ Atme tief in den Bauchraum. Beim Einatmen hebt sich die Bauchdecke, beim Ausatmen ziehst du die Bauchdecke nach innen.

Alternative: Wenn es für dich zu schwierig ist, den Fuß auf den Oberschenkel des anderen Beines zu setzen, dann setze den Fuß mit dem Fußballen auf den Fuß deines Standbeines.

➤ Verlagere dein Gewicht auf das linke Bein und löse den rechten Fuß vom Boden.

31

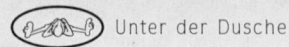

➤ Drehe den rechten Fuß nach rechts und setze den Fußballen auf den vorderen Teil des linken Fußes. Die Ferse des rechten Fußes weist nach links. Beide Füße bilden einen rechten Winkel.

➤ Atme tief in den Bauchraum. Konzentriere dich auf einen Punkt im Bad. Dies hilft dir, die Balance zu halten.

Teil II (für beide Varianten!)

➤ Wenn du stabil und bequem stehst, hebst du die Arme nach oben. Du kannst die Arme in den Ellbogen anwinkeln oder gestreckt nach oben halten oder die Handflächen aufeinander legen, je nachdem, welchen Bewegungsradius du in deiner Dusche hast und welche Haltung deiner Vorstellung von einem Baum entspricht.

➤ Denke an deine Fuß-Wurzeln, von dort bekommst du Stabilität. Deine Arm-Äste hingegen sind beweglich. Vom Wasserguß profitieren Wurzeln, Stamm und Krone.

➤ Wenn du sicher und stabil stehst, kannst du die Augen schließen und dir einen Baum im sommerlichen Regen vorstellen.

➤ Sage dir: Ich bin ein Baum. Ja, ich bin ein Baum.

➤ Du beendest die Übung, indem du die Arme senkst und den rechten Fuß zurück in die Ausgangsposition bringst. Laß die veränderte Zirkulation in deinem Körper einen Moment wirken.

➤ Wechsle die Seite. Dein rechtes Bein wird zum Standbein, den linken Fuß setzt du an die Innenseite des rechten Oberschenkels oder mit dem Ballen auf den rechten Fuß.

➤ Vermutlich ist diese Seite etwas schwieriger oder fühlt sich ungewohnt an. Ganz gleich ob links oder rechts, der jeweilige Nachzügler hat es stets etwas schwerer. Übe diese Seite trotzdem so lange und intensiv wie die vorangegangene!

Was diese Übung bringt

➤ Vrikshâsana (der Baum) ist eine Gleichgewichtshaltung. Das gesamte

Koordinationssystem wird aktiviert und trainiert.

→ Das äußere, rein körperliche Gleichgewicht wirkt auf das innere Gleichgewicht und umgekehrt.

→ Die Fußgelenke, wo das Gleichgewicht primär reguliert werden sollte, werden ebenso gestärkt wie die Beinmuskulatur.

→ Die regelmäßige Praxis fördert die Standfestigkeit und Ausgeglichenheit.

Die Luftpumpe
(vayu nishkâsana)

* Wortwörtlich bedeutet vayu »Luft, Wind« und nishka »Gold, Münze«. Manchmal ist eine Pumpe Gold wert, und dann wird aus der Wortkombination eine Luftpumpe.

* Diese ist wie die bereits vorgestellte »Gaslösende Dehnung« und der noch vorzustellende »Tiger« eine von Blähungen befreiende Haltungskombination. Sie löst Blockaden im Verdauungstrakt und schafft ein Gefühl von Leichtigkeit.

* Wenn man, wie einst Dr. F. X. Mayr, der Ansicht ist, daß eine Fülle gesundheitlicher Probleme ihre Ursache im Darm haben, so ist das Lösen von Blähungen genau das richtige zur Behebung oder auch zur präventiven Vermeidung solcher Probleme. Was folgt, ist also eine Pumpe, ganz nach dem Geschmack des Darm- und Diätexperten Dr. F. X. Mayr.

Schade, daß er das nicht mehr miterleben darf.

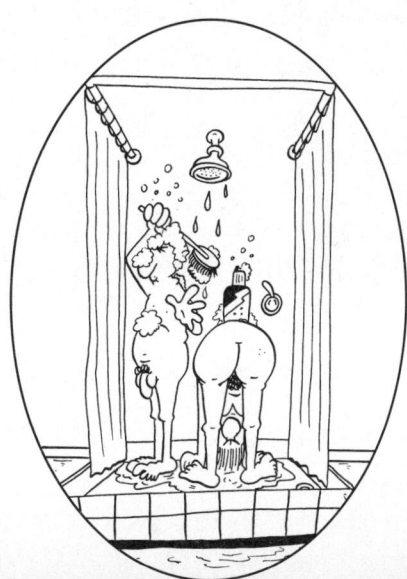

➤ Du beginnst, indem du die Ausgangsposition »Hocke« einnimmst (siehe auch die detaillierte Beschreibung unter »Andere Länder, andere Bäder«, S.71).

➤ Positioniere die Füße hüftbreit auf dem Boden.

Alternative: Sollte dir dies nicht möglich sein, so balanciere auf den Zehen.

➤ Finde die Balance. Strecke die Arme weit nach vorne aus, dadurch kannst du dich besser in dieser Position halten.

➤ Achte auf einen geraden Rücken. Die Hocke verleitet dazu, sich zusammenzukrümmen. Wirke dem bewußt entgegen.

➤ Nimm die Arme zwischen die Beine, die Fingerspitzen berühren den Boden.

➤ Schiebe die Hände unter die Fußsohlen.

Alternative: Umfasse von vorne die Zehen oder mit den Zeigefingern die großen Zehen.

➤ Strecke ausatmend die Beine durch.

Alternative: Laß die Beine leicht gebeugt.

➤ Laß den Kopf locker hängen.

➤ Einatmend beugst du die Knie, senkst das Gesäß und kommst zurück in die Hocke.

➤ Wechsle zwischen beiden Positionen in einem dir angenehmen Tempo hin und her. Du kommst einatmend in die Hocke und verweilst einen Augenblick in der Atemfülle, und du kommst ausatmend in die Vorbeuge und verweilst einen Augenblick in der Atemleere.

➤ Nur Fliegen ist schöner!

Was diese Übung bringt

➤ Die Luftpumpe (vayu nishkâsana) regt als eine dynamische Verbindung aus Hocke (utthâsana) und Vorbeuge aus dem Stand (uttânâsana) Verdauung und Kreislauf an.

➤ Sie strafft die Bauchmuskulatur, löst Blockaden und Verspannungen im Rücken, entlastet die Wirbelsäule und fördert die Durchblutung im Bereich der Hüft- und Kniegelenke.

Das Kamel in der Oase
(ushtrâsana)

* An ein Kamel erinnert diese Haltung nur dann, wenn sie von einer Frau eingenommen wird. Die Brüste sind in dieser Haltung mehr oder weniger nach oben gerichtet. Zwar fehlen diese »Höcker« beim normalgewichtigen Mann, gleichwohl ist »Das Kamel« auch für die Herren der Schöpfung bestens geeignet. Mit der entsprechenden inneren Einstellung wird auch ein Mann die Vorzüge dieser Haltung für sich nutzen können.

* Übrigens: Wußtest du, daß ein Kamel auf Anhieb eine Badewanne leersäuft? Ich hätte es nicht geglaubt, sah dann aber »Die Sendung mit der Maus« (am 30.01.2000) und wurde visuell überzeugt.

→ Du beginnst, indem du dich in den Fersensitz setzt.

→ Komm in den Kniestand.

→ Stütze dich mit beiden Händen hinten auf den Hüften ab.

→ Greife nacheinander (!) mit beiden Händen zu den Fersen.

→ Verlagere das Gewicht so, daß du dich mit den Händen auf den Fersen abstützen kannst.

→ Schiebe die Oberschenkel nach vorn.

→ Ziehe die Gesäßmuskulatur zusammen und laß sie zusammengezogen, solange du dich zurückbeugst.

→ Alternative: Stelle die Füße auf, und stütze dich mit den Fingerspitzen ab, oder laß die Hände im Hüftbereich .

→ Atme tief in den Bauchraum, und wölbe die Brust vor.

→ Lege den Kopf sanft in den Nacken. Laß die Schultern ganz entspannt.

→ Nach drei Atemzügen löse nacheinander die Hände von den Fersen. Hebe behutsam den Kopf, und richte dich auf. Komm wieder in der Fersensitz.

→ Wiederhole das Kamel mindestens einmal, aber nicht öfter als fünfmal.

→ Du beendest die Übung, indem du die Sitzposition wechselst.

35

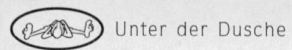

Was diese Übung bringt

→ Neben Spaß am Üben und größerer Flexibilität wirkt diese Haltung positiv gegen die Tendenz zum Rundrücken.

→ Das Kamel hält die Wirbelsäule biegsam und setzt Energie frei.

→ Die Oberschenkelmuskulatur wird beansprucht und aktiviert.

→ In Verbindung mit einer ausgleichenden Vorwärtsbeuge ist die alternative Ausführung mit den Händen im Hüftbereich empfehlenswert bei Rückenschmerzen und Verspannungen im Nacken- und Schulterbereich.

Der relaxte Fötus (garbhâsana)

* Die Größe und Beschaffenheit einer Gebärmutter beschränkt den Bewegungsradius des Fötus erheblich[5]. Eine Gebärmutter ist nun mal kein Tanzstudio.

Was bleibt dem Zwerg, dem da gerade eben Arme und Beine gewachsen sind, in diesem Feuchtbiotop also anderes übrig, als diese frischen Arme und Beine anzuziehen? Aber wenn man sich das so ansieht im Ultraschall oder auf den Fotos von Lennart Nilsson, drückt diese Haltung keineswegs Beengtheit, Unmut oder irgendeine Trotzreaktion aus, sondern spiegelt Geborgenheit, Zufriedenheit – kurz, einen Zustand ohne Spannungen. In diesem Sinne sollte sie auch gehalten werden. Als Imagination: Ich glaub', ich bin im Uterus.

→ Ausgangsposition ist der Fersensitz. Das heißt, du sitzt mit dem Gesäß auf den Fersen, die Füße liegen flach auf, die Zehen weisen nach hinten.

→ Beuge dich ausatmend nach vorn. Lege die Unterarme vor den Knien nebeneinander so auf den Boden, daß die Handflächen oben liegen.

→ Laß die Stirn auf die Unterarme sinken.

[5] Die Angaben darüber, ab wann aus dem Embryo ein Fötus wird, schwanken zwischen 8 Wochen (Nilsson), 3 Monaten (Duden) und 5 Monaten (MEYERS TASCHENLEXIKON).

Alternative: Du legst die Arme nach hinten neben die Unterschenkel. Lege die Stirn auf den Boden.

- → Entspanne Nacken, Schultern und die gesamte Rückenmuskulatur.
- → Atme tief in den Bauchraum. Spüre beim Einatmen den Druck deines Bauchs gegen die Oberschenkel und beim Ausatmen die Entlastung.
- → Du beendest dein Fötus-Dasein, indem du einatmend den Kopf mit langem Nacken hebst, die Handflächen zum Boden drehst und dich aufrichtest, indem du mit den Händen gegen den Boden drückst.

Was diese Übung bringt

- → Diese entspannende Ausgleichshaltung bzw. ausgleichende Entspannungshaltung kräftigt die Beckenmuskulatur.
- → Die gesamte Wirbelsäule wird gedehnt und entlastet.

Übungen für den Aufenthalt in der Wanne

* Die Badewanne als Ort für Yoga bringt einige Besonderheiten mit sich, die man getrost als Vorteile deklarieren kann.
Dies sind
– eine entspannte Grundsituation (das Störpotential ist gering, Muskeltonus und Blutdruck sind im Wasser herabgesetzt, somit weniger Spannungen im Körper; die Voraussetzung, sich zu besinnen und etwas für sich zu tun, ist ideal),
– der Aspekt der Erwärmung (normalerweise sollte vor jeder anspruchsvollen Yogapraxis der Körper vorbereitet und aufgewärmt werden, was sich hier stark reduzieren läßt, da durch die Umgebungstemperatur des Wassers der Körper bereits erwärmt ist; Muskelkater ist auch bei intensivem Üben ausgeschlossen),

– der Auftrieb, vorausgesetzt, die Wanne ist wenigstens zur Hälfte gefüllt (der Körper wird seine Schwere los, die Bewegungen fallen leichter, Gelenke und Wirbelsäule werden geschont).

* Wie bereits im Kapitel »Übungen auf dem WC-Becken« beschrieben, gilt auch in der Wanne: erst Pflicht, dann Kür. Also erst waschen, dann üben. (Ausnahme ist die folgende Übung beim Einlaufenlassen des Wassers.)

Die »Einfach-sitzen-und-dem-Wasserfall-lauschen-Haltung« (vajrâsana)

* Einen anderen sitzenzulassen, ist nicht gerade die feine englische Art. Aber sich selbst zu setzen und sitzenzulassen (ohne jegliches Mobiliar), das ist etwas anderes.

* Vajrâsana ist der Fersensitz, andere nennen ihn auch Diamantsitz.

➤ Du beginnst, indem du dich auf die Fersen setzt, während das wohltemperierte Wasser in die Wanne einläuft.

➤ Strecke die Füße flach nach hinten aus.

➤ Nimm die Beine eng zusammen, und lege die Hände mit den Handflächen nach unten auf die Oberschenkel.

➤ Richte die Wirbelsäule auf. Millimeter für Millimeter wächst du vom Becken bis zum Schädeldach. Das Wasser läßt dich gedeihen.

➤ Zieh die Schultern etwas nach hinten, und laß sie entspannt sinken.

➤ Achte darauf, daß du kein Hohlkreuz bekommst.

➤ Neige etwas den Kopf nach vorn, indem du das Kinn zum Hals heranziehst, und schließe die Augen.

➤ Lausche dem Klang des in die Wanne fließenden Wassers.

➤ Fühle, wie der Wasserpegel steigt und deinen Unterleib umschließt.

➤ Stelle dir vor, dein ganzer Körper ist pures Wasser. Weich und zugleich stärker als Stein, durchlässig und alles durchdringend, voller Energie.

➤ Atme tief und bewußt in den Bauchraum. Während du einatmest, heben sich nacheinander Brustkorb und Bauch; während du ausatmest, senken sich nacheinander Bauch und Brustkorb [6].

➤ Bleibe mit deiner Aufmerksamkeit bei einer ruhigen, gleichmäßigen Atmung.

➤ Wenn der Wasserpegel an deinem Bauchnabel angelangt ist, solltest du die Augen öffnen.

Was diese Übung bringt

➤ Einfach entspannt im Fersensitz zu sitzen senkt den Blutdruck und beruhigt Körper und Geist.

[6] Der Atemvorgang wird oft mit dem Füllen und Leeren eines Glases Wasser verglichen. Dies ist unzutreffend! Die Atemluft ist keineswegs flüssig und die Konsistenz der Lunge ist weder starr noch zerbrechlich.

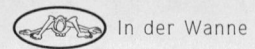

→ Der Fersensitz kräftigt die Fußgewölbe, dehnt die Muskulatur der Oberschenkel und kann bei Verdauungsproblemen, bei mangelnder Fähigkeit, sich zu konzentrieren, sowie bei depressiver Stimmung helfen.

Die schwimmende Atmung (plâvini)

* Ist »Luft holen« wirklich ein treffendes Synonym für das Atmen, wie es im Duden steht? Dann aber ab in den Supermarkt, zum Luft holen! Und vergiß den Stoffbeutel nicht!

* Erstaunlich, wie dieser unwillkürliche Austausch von Luft Einfluß hat auf Lebensfähigkeit und Lebensqualität. Der Körper sorgt ganz allein dafür, daß der Organismus mit dem in der Außenluft enthaltenen Sauerstoff versorgt wird und gleichzeitig Kohlendioxid abgegeben wird. Ganz ohne unser bewußtes Zutun regelt das Atemzentrum im Stammhirn diese komplexen Vorgänge.

Wie sehr die Atmung auch mit der Psyche verbunden ist, zeigen Atemreaktionen bei Schreck, Spannung und Erleichterung. Andersherum lassen sich mit gezielten, bewußten Atemtechniken ganz bestimmte Ergebnisse erzielen. Die folgende Übung ist e i n Beispiel hierfür.

→ Du kannst im Fersensitz sitzen bleiben, falls dies noch bequem für dich ist (!). Andernfalls strecke die Beine nach vorne aus (wozu du natürlich erst einmal ans Ende der Wanne rutschen mußt), oder setze dich in den Schneidersitz mit verschränkten Beinen.

→ Wichtig ist, daß du gerade sitzt. Dein Nacken sollte lang und der Kopf leicht nach vorn geneigt sein. Laß die Augen möglichst geschlossen.

→ Lege die Hände mit den Handflächen nach oben auf die Oberschenkel bzw., solltest du dich für den Schneidersitz entscheiden, auf die Knie.

→ Konzentriere dich auf den Bauchraum.

→ Atme tief und gleichmäßig durch die Nase ein.

→ Wenn die Lungen gut gefüllt sind und der Bauch schön gedehnt ist, halte die Luft an.[7]

Achtung! Übertreibe nicht. Dies hier ist nichts für irgendeinen imaginären Wettbewerb oder das Guinness-Buch der (unnützen) Rekorde.

→ Atme gleichmäßig aus. Die Bauchdecke senkt sich. Am Ende der Ausatmung ziehe den Bauch ein.
→ Wiederhole dies im Rhythmus deiner natürlichen Ein- und Ausatmung.

Was diese Übung bringt

→ Die tiefe Atmung mit der Atempause, wenn deine Lungen gefüllt sind, aktiviert das Nervensystem.[8]
→ Die verstärkte Sauerstoffzufuhr erfrischt Körper und Geist und versorgt Gewebe und Organe besser.

---

[7]
Die Inder nennen dies ein antara-kumbhaka, das ist zu Deutsch ein gefülltes Glas
[8]
Indem du die Einatmung und die kurze Pause danach betonst, bringst du frischen Wind in dein System. Indem du die Atmung (AA) und die Pause danach betonst, sorgst du für Entspannung.

Die Hauskatze (m a r j a r i â s a n a) und die Raubkatze (v y a g h r a â s a n a)

* Ja, o.k.; Katzen sind wasserscheu und haben eigentlich nichts in der Wanne zu suchen. Aber – da Katzen gerne Fisch essen, sollten sie mit Wasser ruhig mal in Berührung kommen. Sind ja nur die Pfoten, die hier naß werden.

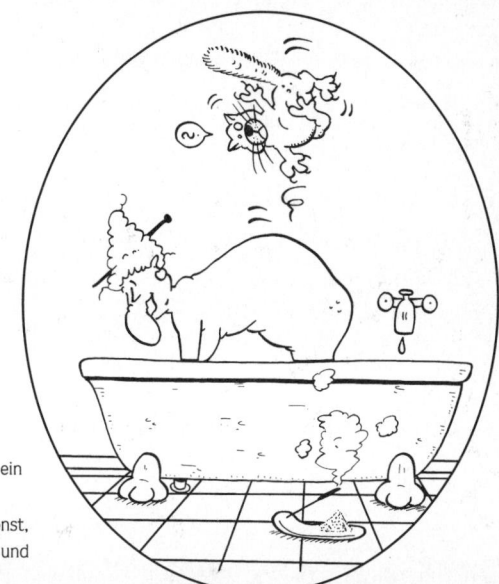

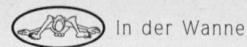

➤ Du beginnst, indem du dich in den Vierfüßlerstand begibst. Das bedeutet: Das Gewicht des Körpers ruht auf den Händen, den Knien und den Zehen – als würdest du auf dem Boden herumkrabbeln wollen, wie der Lütte es mit sechs Monaten tat. Die Hände liegen schulterbreit auf dem Wannenboden, Knie und Füße sind hüftbreit voneinander entfernt.

➤ Hebe einatmend den Kopf, so daß du nach vorne schaust.

➤ Laß die Bauchdecke sinken, wölbe deinen Brustkorb nach vorn.

➤ Laß ausatmend den Kopf sinken, schaue ins Wasser. Und was siehst du? Siehst du dich selbst?

➤ Wölbe deinen Rücken nach oben, insbesondere im unteren Bereich der Wirbelsäule.

➤ Setze diesen Bewegungsablauf im Rhythmus deiner Atmung fort.

➤ Einatmend Kopf nach vorn, Bauch locker und Brustkorb wölben.

➤ Ausatmend Kopf nach unten, Bauch einziehen.

➤ Beende die Übung, indem du dich auf die Fersen setzt und aufrichtest.

➤ **Variante II**

Wenn du Lust und Zeit hast, kannst du aus der Hauskatze eine Raubkatze entwickeln, einen Tiger, um genau zu sein. Sogar die Deutsche Telekom wirbt in ihrem Advantage Magazin mit einer rosafarbenen Raubkatze, die Yoga praktiziert – allerdings in einer Kopfstand-Variation, die für die Wanne nicht geeignet ist. Aber für die Wanne ist der Kopfstand im Grunde genommen in jeder Variante ungeeignet (siehe hierzu auch die Erläuterungen unter »Häufig gestellte Fragen...«; S. 102).

Achtung: Solltest du dennoch auf die Idee kommen, in der Wanne den Kopfstand auszuprobieren, so laß unbedingt das Wasser komplett ablaufen, lege ein Handy in Reichweite, und laß die Badtür geöffnet.

Bei dem dynamischen Bewegungsablauf der klassischen Yogahaltung »Tiger« ist dergleichen nicht zu befürchten. Der Tiger (vyaghrâsana) bewegt sich in der Wanne folgendermaßen:

- ➤ Du hebst im Vierfüßlerstand einatmend den Kopf und zugleich das rechte Bein angewinkelt nach hinten und oben.
- ➤ Du läßt ausatmend den Kopf sinken und ziehst zugleich das rechte Bein angewinkelt nach vorn, das Knie in Richtung des Kopfes.
- ➤ Setze einatmend das rechte Bein zurück in die Ausgangsposition. Atme aus.
- ➤ Wiederhole diesen Bewegungsablauf mit dem linken Bein.

- ➤ **Variante III**
  * Wenn du die gesamte Übung mit links machst oder der Tiger dir zu brav erscheint, dann variiere die oben beschriebene Bewegung des Tigers wie folgt:
- ➤ Du hebst im Vierfüßlerstand einatmend den Kopf. Zugleich hebst du das rechte Bein angewinkelt nach oben sowie den linken Arm leicht angewinkelt nach vorn, als würdest du nach Beute greifen.
- ➤ Atme laut fauchend aus, und laße Kopf und linken Arm sinken. Ziehe das rechte Bein angewinkelt nach vorn, das Knie in Richtung des Kopfes.
- ➤ Wiederhole diesen Bewegungsablauf mit dem linken Bein.
- ➤ Beende die Übung, indem du dich aus dem Vierfüßlerstand heraus in den Fersensitz setzt.

Was diese Übung bringt

- ➤ Neben Spaß am Üben und größerer Flexibilität insgesamt wird bei diesem dynamischen Bewegungsablauf die Wirbelsäule mobilisiert, der Rücken als Atemraum stabilisiert, ein freies Fließen der Lebensenergie angeregt; körperliche und damit verknüpfte energetische Blockaden werden gelöst.

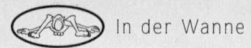

Die Flachzange
(pashimottânâsana)

* Dies ist die Zange, die stets geöffnet bleibt. Ihren wahren Wert gewinnt sie nicht im Ruhezustand, sondern dadurch, daß sie etwas packt.

* Stelle dir vor, daß du etwas in die Zange nimmst, indem du es zwischen Oberkörper und Oberschenkeln festhältst. Dies kann ein Baumstamm sein oder eine Latexmatratze,

* Pashi bezeichnet nicht eine Versammlung von Paschas oder einen extra kleinen Wichtigtuer mit Goldkettchen, sondern ist das Sanskritwort für Westen. Der Rücken entspricht dem Westen, die Vorderseite des Körpers und die Richtung, nach der man sich verbeugt, dem Osten. So ist die Zange als Haltung auch eher als ein Verneigen gemeint als das häufig praktizierte Zusammenkrümmen.

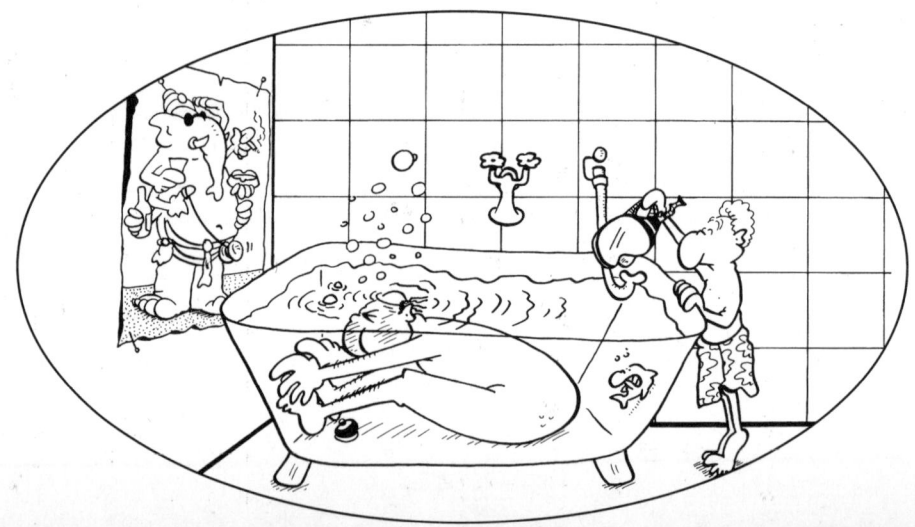

* Ein hoher Wasserstand macht Sinn. So hast du eine Orientierung, wie weit du dich vorbeugen kannst.

→ Die Ausgangsposition ist der Langsitz. Das heißt, du sitzt mit nach vorn gestreckten Beinen und aufrechtem Rücken.

→ Hebe einatmend die Arme. Wölbe den Brustkorb nach vorn. Blicke nach oben.

→ Beuge dich – langsam ausatmend – aus dem Hüftgelenk heraus nach vorn. Senke die Arme und lege die Hände auf die Schienbeine.

→ Alternative: Anstatt die Hände im Wasser auf den Schienbeinen zu bewegen, kannst du auch den Wannenrand umfassen und dich in dieser Weise vorbeugen.

→ Bleibe einige Atemzüge lang vorwärts gebeugt. Beuge dich mit jeder Ausatmung ein wenig weiter nach vorn. Laß die Beine möglichst gestreckt und den Rücken weitgehend gerade.

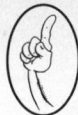 **Achtung: Krümm dich nicht völlig zusammen, nur um mit der Nase deine Kniescheiben zu stupsen.**

→ Beende die Übung, indem du zunächst die Hände zu den Oberschenkeln zurücknimmst und dich mit geradem Rücken einatmend wieder aufrichtest.

→ Ausatmend laß die Schultern sinken, entspanne dein Gesicht, lockere die nach vorn gestreckten Beine, indem du sie beugst.

Was diese Übung bringt

→ Die sogenannte Zange dehnt die hintere Oberschenkelmuskulatur sowie die gesamte Rückseite des Körpers und mildert Erschöpfungszustände.

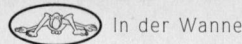

Die Beine heben
(ûrdhva-prasarita-pâdâsana)

* Die Beine hochlegen ist – wie fünfe gerade sein lassen – ein Synonym für Ausruhen. Doch von Ausruhen kann beim Beineheben nicht die Rede sein. Denn da ist nichts zum Legen. Oder Anlehnen. Deine Muskulatur ist gefragt und gefordert.

* Zunächst wirst du nur ein Bein heben. Und wenn du nur ein Bein hebst, wird aus der Sanskrit-Übungsbezeichnung ûrdhva-prasarita-pâdâsana (aufrecht- ausgestreckte – Beine bzw. Füße) ein eka – ûrdhva-prasarita-pâdaâsana. Eka heißt eins. Dvi – zwei. Tri – drei.

* Eka, dvi, tri – los geht´s!

➤ Du beginnst, indem du an den schmalen, hinteren Wannenrand rückst und dich dort anlehnst.
➤ Stell das linke Bein in Höhe des rechten Kniegelenks angewinkelt auf.
➤ Dein rechtes Bein bleibt gerade ausgestreckt.
➤ Deine Hände umfassen den Wannenrand.

➤ Einatmend hebst du das rechte Bein gestreckt nach oben.
➤ Ausatmend drücke den linken Fuß gegen den Wannenboden.
➤ Einatmend ziehe die rechte Fußspitze zu dir herunter, dehne die Rückseite des rechten Beines.
➤ Ausatmend entspanne das rechte, gestreckte Bein und senke es.
➤ Fahre in diesem Rhythmus mehrere Atemzüge fort.
➤ Du beendest die Übung, indem du das rechte Bein angebeugt aufstellst.
➤ Wiederhole das Ganze mit der anderen Seite: das rechte Bein gebeugt, das linke Bein gestreckt nach oben.

➤ Wenn du diese Übung komplett wiederholst (egal, ob sofort oder später), so probiere folgende Varianten:

➤ **Variante I**
➤ Deine Arme liegen während des Hebens der Beine neben dem Körper, die Hände drücken gegen den Wannenboden.

Gesicht und Schultern bleiben entspannt; allein in den Beinen erzeugst du wohlige Spannung.

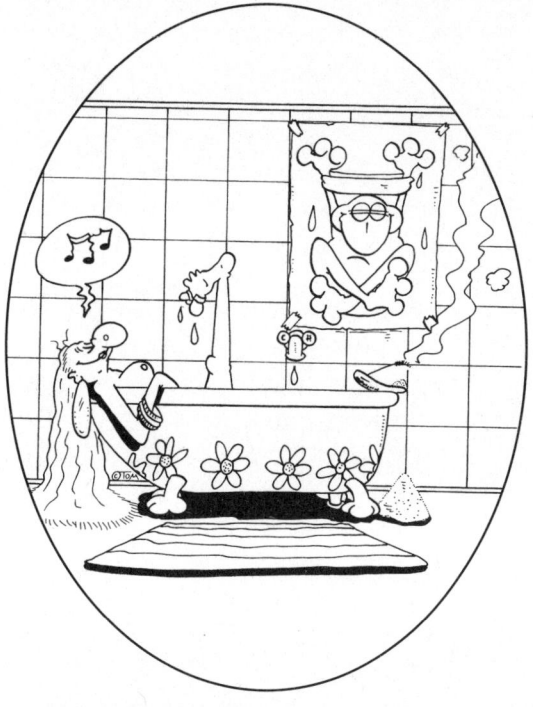

→ **Variante II**

→ Die linke Hand liegt auf dem Knie des angewinkelten linken Beins, die andere Hand greift nach oben zum Fußgelenk oder umfaßt den großen Zeh des nach oben gestreckten Beines. Dies kann parallel, also links-links, rechts-rechts, oder diagonal praktiziert werden.

→ Viel Spaß beim Ausprobieren!

Wenn du oft und lang genug mit einem Bein geübt hast, darfst du auch beide Beine gleichzeitig heben.

→ Setze dich in den Langsitz, die Beine nach vorn ausgestreckt.

→ Lehne dich zurück.

→ Deine Hände umfassen den Wannenrand o d e r liegen links und rechts von deinen Oberschenkeln.

→ Einatmend hebst du die Beine, langsam ausatmend senkst du die Beine (ebenfalls langsam).

→ Jedesmal wenn sich beide Beine in der Vertikalen (oder nahe dran) befinden,

47

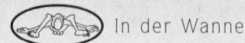

ziehe die Fußspitzen nach unten zum Körper hin, so daß die Rückseiten der Beine gedehnt werden. Genau so, ja so ist es gut.

➙ Beende die Übung, indem du beide Beine horizontal am Wannenboden beläßt und der Wirkung (insbesondere im Hüftgelenk und in der Beinmuskulatur) einen Moment lang nachspürst.

Was diese Übung bringt

➙ Falls du die – auch »Orangenhaut« genannte – Reliefbildung auf deiner Haut namens Cellulitis registrieren mußtest, kannst du ihr, entsprechende Ausdauer vorausgesetzt, schon mal leise »Servus« sagen. Und auch Krampfadern mögen solche Bewegungsabläufe nicht.

➙ Dein Körper wird geschmeidiger, die Hüftmuskulatur gedehnt.

Das zweite Kamel in der – überschwemmten – Oase (ushtrâsana)

* Bei den letzten beiden Übungen hast du dich nach vorn gebeugt. Haltungen, die Demut ausdrücken. Unterleib und Oberkörper haben sich aufeinander zu bewegt. Gut und sinnvoll wäre es, wenn du dies jetzt kompensierst. Du schaffst einen Ausgleich durch »Das Kamel«, wie es im Kapitel »Unter der Dusche« auf Seite 35 beschrieben ist.

* Die Haltung wird lediglich durch den Untergrund zu einem Kamel in der überschwemmten Oase, unterscheidet sich jedoch in der Durchführung und Wirkung nicht von dem »Unter der Dusche« beschriebenen Kamel.

* Falls du aus irgendeinem Grund die Rückwärtsbeuge »Kamel« jetzt nicht durchführen kannst, so versäume dies jedoch nicht nach der nun folgenden Übung!

Das Boot
(nâvâsana)

* Das Boot ist für die Wanne geradezu prädestiniert. Und mit der Übung »Beine heben« hast du dich bereits eingestimmt. Deine Muskulatur ist vorbereitet.

* Bei einer milden Brise über den See dümpeln und Seemannsgarn spinnen wie einst Käpt'n Blaubär, das wäre eine ganz falsche Vorstellung von dieser kraftzehrenden Boots-Haltung.

Achtung: Die Bootshaltung ist für solche Personen ungeeignet, für die auch eine reale Bootspartie ein gewisses Risiko hat: Schwangere und Nichtschwimmer. Für Schwangere ist die Aktion »Waschbrettbauch« ohnehin ungeeignet, und ein Kind im Boot zu bekommen, ist auch kein Vergnügen. Nichtschwimmer sollten zunächst die Bauchmuskulatur stärken, bevor sie sich an das Boot wagen.

* Tragen und getragen werden lautet die Devise des Boots. Aber was tun, wenn das große Zittern beginnt und die Gedanken permanent um die Titanic kreisen? Jetzt kannst du deine Willenskraft testen. Gehst du bei der ersten Anstrengung gleich unter, oder zitterst du ab sofort täglich, bis das Zittern aufhört?

* Übrigens: Die Übung »Das Boot« gibt es auch in einer leichteren Variation als »Halbes Boot« (mit einem aufgestellten Bein). Aber – was ist ein halbes Boot wert? Reicht gerade mal als Anschauungsobjekt im Völkerkundemuseum.

→ Du beginnst, indem du dich mit angebeugten, aufgestellten Beinen in die Mitte der Wanne setzt.

→ Die Hände umfassen den Wannenrand.

→ Hebe einatmend beide Beine gleichzeitig vom Boden, und strecke sie schräg nach oben.

→ Versuche, dies einige Atemzüge lang zu halten.

→ Senke ausatmend die Beine, und stelle sie angebeugt auf.

→ Spüre der Wirkung nach.

49

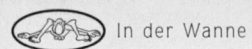

- Mit der nächsten Einatmung hebst du wiederum beide Beine gleichzeitig vom Boden und streckst sie schräg nach oben. Ein Winkel von ungefähr 45° wäre optimal.[9]
- Beuge nun den Rumpf mit geradem Rücken etwas nach hinten, und löse die Hände vom Wannenrand.
- Halte die Arme frei neben den Beinen, parallel zur Wasseroberfläche und dicht an den Oberschenkeln; die Handflächen zueinander, die Daumen nach oben.

- Halte dieses Boot wenigstens vier tiefe Atemzüge über Wasser.
- Nimm ausatmend die Arme herunter, stütze dich ab, und senke die Beine.
- Entspanne dich, indem du dich anlehnst und das Kinn auf den Brustkorb sinken läßt.

Was diese Übung bringt

- Das Boot kann bei Beschwerden der Verdauungsorgane helfen, es strafft die Bauchmuskulatur, kräftigt die Lendengegend und verbessert die Figur im Taillenbereich.

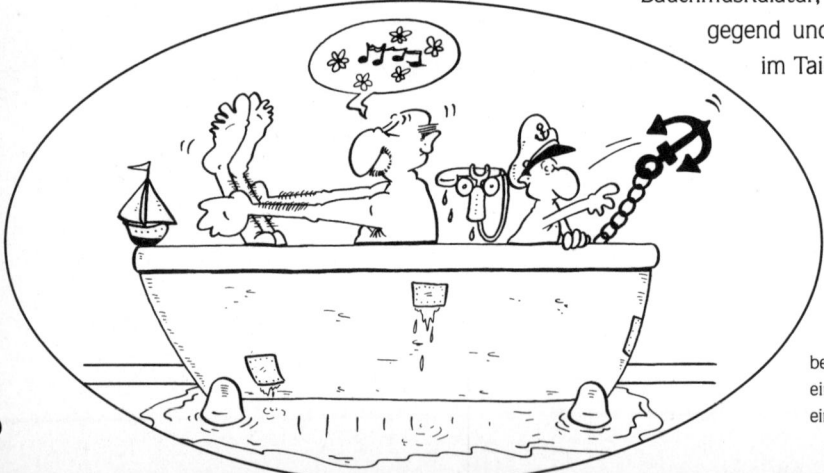

[9] Einen Winkelmesser brauchst du dir deshalb nicht zu besorgen. Stelle dir einfach einen rechten Winkel (90°) vor und überlege, wo in etwa sich die Mitte befindet. Außerdem wirst du ja eine gewisse Vorstellung von einem Boot haben!

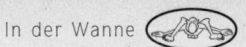

Der halbe Drehsitz
(ardha matsyendrâsana)

* Du wirst dich umschauen!

* Hier haben wir einmal eine geläufige Übersetzung, die mit der originalen Sanskrit-bezeichnung nicht viel zu tun hat. Lediglich ardha ist mit »halb« richtig übertragen. Aber was ist mit matsyendrâ?

* Matsyendrâ (Der Herr der Fische) gilt zusammen mit einem Mann namens Goraknâth als der Begründer des Hatha-Yoga, der im Westen bekanntesten und weit verbreiteten Yogaart. Beide lebten vermutlich zu Beginn des 10. Jahrhunderts im Norden Indiens.

* Eigentlich müßte die deutsche Bezeichnung also lauten: »Halbwegs so sitzen, wie dies einst der legendäre Matsyendrâ tat«.

➤ Du beginnst, indem du dich in den Langsitz setzt, also mit nach vorn ausgestreckten Beinen. Achte darauf, daß du hinter dir noch eine Handlänge Platz hast.

➤ Stelle den rechten Fuß links neben das linke Knie.

➤ Umfasse mit der linken Hand das rechte Knie.

➤ Drehe den Oberkörper nach rechts.

➤ Setze die rechte Hand hinter dem Gesäß auf den Wannenboden auf.

➤ Drehe deinen Kopf nach rechts, so daß du dir selbst über die (rechte) Schulter schaust.

➤ Atme tief und gleichmäßig.

➤ Du beendest den halben Drehsitz, indem du zunächst den Kopf, dann den Oberkörper zurückdrehst.

➤ Löse die rechte Hand hinter dem Gesäß und anschließend die linke Hand vom rechten Knie.

➤ Stelle den rechten Fuß rechts neben das linke Knie, und strecke das angebeugte rechte Bein nach vorn aus.

➤ Wiederhole den halben Drehsitz mit einer Drehung nach links, indem du den linken Fuß rechts neben das rechte Knie stellst, das linke Knie mit der rechten Hand umfaßt, die linke Hand hinter dir am Gesäß aufstellst, den Oberkörper behutsam nach links drehst, einige tiefe

51

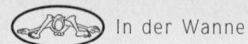

Atemzüge in der Haltung verweilst und schließlich zunächst den Kopf, dann den Oberkörper zurückdrehst und zuletzt die linke Hand hinter dem Gesäß sowie die rechte Hand vom Knie des linken Beines löst.

Was diese Übung bringt

➤ Der Drehsitz begünstigt den Fettabbau um die Taille herum und stimuliert die Bauchorgane.

Die Brücke (dvipâdapithamâsana)

* Für die einen ist es dvipâdapithamâ, für die anderen ist es die längste Brücke der Welt.

Doch die subjektiv längste Brücke ist keineswegs eine Brücke für Hochwasser. Beginne also erst dann mit der Übung, wenn das abfließende Wasser weniger als eine Handbreit tief ist. Es sei denn, du bist es gewohnt, mit einem Schnorchel baden zu gehen.

➤ Du beginnst die Übung, indem du dich flach auf den Rücken legst, die Arme dicht neben dem Körper. Die Handflächen weisen nach unten.

➤ Beuge beide Beine, und stelle die Füße hüftbreit nahe am Gesäß auf.

➤ Hebe einatmend Gesäß und Rücken, und drücke die Fußsohlen kräftig gegen den Boden.

➤ Atme tief und gleichmäßig.

➤ Achte darauf, daß dein Gesäß nicht schlappmacht. Richte das Becken auf.

➤ Laß den Nacken lang und die Schultern entspannt am Boden.

➤ Beende die Übung, indem du ausatmend zunächst den Rücken, dann das Gesäß am Boden ablegst.

➤ Strecke ein Bein nach dem anderen nach vorne aus.

Alternative: Mach aus der Brücke eine Zugbrücke. Übe dynamisch. Hebe einatmend Gesäß und Rücken, ausatmend senke Rücken und Gesäß.

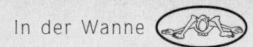

Was diese Übung bringt

➜ Diese superleichte Umkehrhaltung, die zugleich eine Rückwärtsbeugung ist, mobilisiert die Wirbelsäule mittels Dehnung; zudem wird die Muskulatur des Rumpfes maßvoll aktiviert und entspannt, die Gesäßmuskulatur wird gefestigt.

Das tropfende Dreieck (t r i k o n â s a n a)

* Wortwörtlich aus dem Sanskrit übersetzt heißt trikonâsana Drei (tri) Winkel (kona) Haltung (âsana). Üblicherweise wird es mit »Dreieck« übersetzt. In dieser Variation sind es genau genommen drei Dreiecke, die Du mit Deinem Körper bildest. Also im ganzen neun Winkel. Genau genommen demnach navkonâsana (navan = neun).

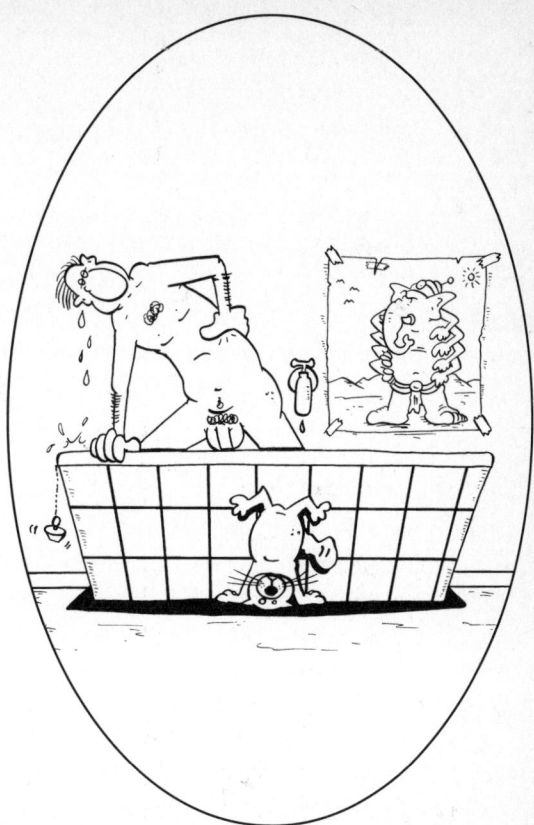

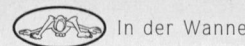

→ Stelle dich aufrecht in die Mitte der nun leeren Wanne.

→ Richte die Füße parallel aus, etwa hüft- oder schulterbreit.

→ Das Becken ist aufgerichtet.[10]

→ Hebe einatmend die Arme seitwärts bis in Schulterhöhe.

→ Bleibe in den Schultern weich und locker.

Achtung: Atme bewußt tief ein und aus. Während du einatmest, hebt sich zunächst der Brustkorb, dann die Flanken und zuletzt der Bauch. Während du ausatmest, senkt sich zunächst die Bauchdecke, dann die Flanken und zuletzt der Brustkorb.

→ Grätsche die Beine soweit, wie dies die Wanne zuläßt. Wichtig ist, daß du stabil und bequem stehst. Gegebenenfalls verringere den Abstand der Füße entsprechend.

[10] Das Becken aufrichten bedeutet aus der Seitenansicht, daß der untere Part des Beckens nach vorn gekippt wird. Die Pobacken zusammenziehen hat einen ähnlichen Effekt.

→ Führe einatmend den rechten Arm nach oben. Dreh die Handinnenfläche nach links.

→ Beuge dich aus der Hüfte heraus ausatmend mit gestreckten Armen nach links.

→ Achte darauf, daß dein Becken nicht nach rechts oder seitwärts ausweicht. Die Dehnung soll nicht aus der Taille, sondern aus der Hüfte heraus erfolgen.

→ Die linke Hand stützt sich auf das linke Bein in Höhe des Kniegelenks oder darunter (je nach Beugungsgrad).

→ Einatmend richtest du dich wieder auf. Der rechte Arm ist nach oben, der linke Arm in Schulterhöhe zur linken Seite gestreckt. Ausatmend senkst du beide Arme seitwärts ab.

→ Wiederhole diese Übung zur rechten Seite.

→ Hierzu hebst du einatmend beide Arme in Schulterhöhe, überprüfst ausatmend mit einem Blick nach links und rechts die Ausrichtung der Arme, hebst einatmend den linken Arm nach oben und beugst dich zur rechten Seite.

➤ Achte darauf, daß dein Becken nicht nach rechts oder seitwärts ausweicht.

➤ Die rechte Hand stützt sich auf das rechte Bein in Höhe des Kniegelenks oder darunter.

➤ Einatmend richtest du dich wieder auf. Der linke Arm ist nach oben, der rechte Arm zur Seite gestreckt.

➤ Beende die Übung, indem du ausatmend beide Arme seitwärts senkst und die Füße wieder hüftbreit zusammenstellst.

➤ Richte dich auf. Schließ die Augen, und spüre den Dehnungen in den Flanken und den Veränderungen in Hüft- und Schultergelenken nach.

➤ Bevor du die Wanne verläßt, öffne die Augen!

➤ Alternative: Vermeide jegliches Tropfen, indem du dich vorher gründlich abfrottierst.

➤ Übrigens: Wer in der westlichen Hemisphäre selbst kein Yoga praktiziert, aber diesem wohlgesonnen ist, assoziiert und kommentiert Yoga meist mit Gelenkigkeit. Wer hingegen ein distanziertes oder ignorantes Verhältnis zum Yoga hat, bezeichnet Yoga als »Verrenkungen« und meint damit doch nur den optischen Eindruck einiger weniger, klassischer âsanasâ, die wiederum nur einen Teil der Hatha-Yoga-Praxis ausmachen. Und auch Hatha-Yoga ist nur eine von mehreren Yogaarten.

Soviel zu den Klischees und populären Irrtürmern hinsichtlich Yoga.

Was diese Übung bringt

➤ Der DUDEN verweist unter dem Stichwort »Gelenkigkeit« auf das Synonym »Körperbeherrschung«. Und in der Tat ist das Bemerkenswerte an der Hatha-Yoga-Praxis, daß durch regelmäßiges Üben alle Arten von Verrenkungen vermieden und/oder therapiert werden. So auch bei trikonâsana, dem Dreieck.

➤ Durch die Seitwärtsdehnung wird die Beinmuskulatur gedehnt, Kreuzschmerzen können gelindert werden.

Übung auf dem Wannenrand

Der nach unten schauende Hund (adho mukha shvanâsana)

* Du sollst nicht auf den Hund kommen, sondern lediglich die Art übernehmen, in der der Deutschen liebstes Haustier sich nach jedem Schlaf streckt und reckt und dehnt.

Achtung! Diese Übung ist wirklich nur für die Beweglichen, Risikofreudigen unter euch, die noch alle Bandscheiben beisammen haben und deren Kreislauf stabil ist!

* Die Wanne sollte übrigens stets leer sein. Wenn du doch einmal ausrutschen solltest, vermeidest du so Wasserspritzer, Überschwemmungen und Wasser-Schlucken.

* Übrigens: Falls du am Verzweifeln bist und diese Haltung für schwierig oder nicht machbar ohne deinen Nachbar einstufst, so bedenke bitte, daß die schwierigste Übung

immer noch diese ist: sich selbst auf den Arm nehmen.

- → Du beginnst, indem du als Ausgangsstellung den aufrechten Stand in der Mitte der Wanne einnimmst. Die Füße stehen parallel zueinander und zur Längsseite des Wannenrandes.
- → Beuge dich leicht nach vorne, und positioniere deine Hände an der Schmalseite der Wanne mit weit gespreizten Fingern.
- → Gehe mit den Füßen so weit nach hinten, bis die Fußsohlen an den Rand stoßen.

- → Hebe die Füße nacheinander (!) auf den Rand der Wanne.
- → Drücke mit Händen, Armen und Füßen so gegen den Wannenrand, daß sich das Becken nach oben bewegt.
- → Wenn wir den Wannenrand als Grundlinie betrachten, ergeben Körperposition plus Wannenrand ein etwa gleichschenkliges Dreieck. Dessen Spitze bildet das Steißbein.
- → Alternative: Im Fall von Erschöpfung oder großer Steifigkeit kannst du auch die Beine anbeugen. Winkle die Knie etwas an.

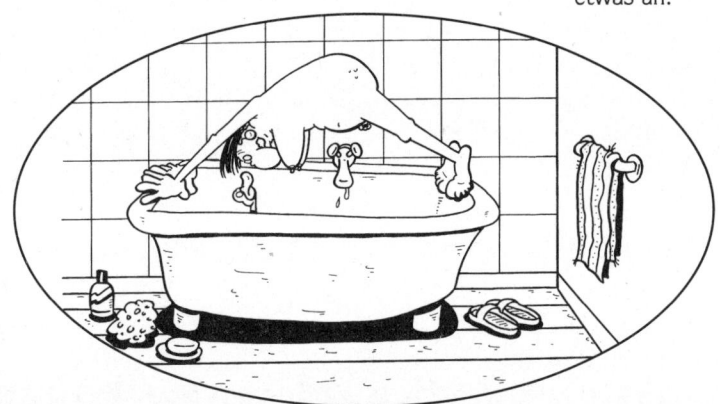

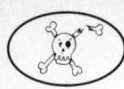 **Achtung! Laß Hände und Füße während der gesamten Übung unverändert und die Augen geöffnet!**

➤ Laß es nicht so weit kommen, daß der Hund auf der Wanne verrückt wird. Nimm drei bis vier tiefe Atemzüge, und laß es dann gut sein. Morgen ist auch noch ein Tag, an dem gebadet werden kann. Lieber täglich kurz als einmal im Monat lang und breit.

➤ Löse die Füße nacheinander (!) vom Wannenrand.

➤ Wenn die Füße einen stabilen, aufrechten Stand in der Wanne haben, löse die Hände.

Präge dir die Reihenfolge in der nachfolgenden Kurzfassung gut ein.

➤ In den »Hund«: Erst Hände, dann Füße (setzen)!

➤ Aus dem »Hund«: Erst Füße, dann Hände (zurücknehmen)!

Was diese Übung bringt

➤ Der nach unten schauende Hund dehnt den gesamten Körper, vor allem die Rückseite. Er vertreibt Erschöpfung und Müdigkeit und bringt Energie.

Übrigens: Es gibt ein kurzes, aufschlußreiches indisches Märchen, in dem zwei Hunde die Hauptrolle spielen.

Ein Hund hatte von dem Tempel der tausend Spiegel gehört. Er wußte nicht, was Spiegel sind, aber er hatte eine große Sehnsucht, den Tempel zu besuchen. Nach wochenlanger Wanderung gelangte er dort hin. Er lief die Stufen hinauf. Als er durch die Eingangstür gegangen war, blickten ihn aus tausend Spiegeln tausend Hunde an. Da freute er sich und wedelte mit dem Schwanz. Da freuten sich auch in den Spiegeln tausend Hunde und wedelten mit dem Schwanz. Er verließ den Tempel in dem Bewußtsein: Die Welt ist voller freundlicher Hunde. Von da an ging er jeden Tag in den Tempel der tausend Spiegel.

Am Nachmittag kam ein anderer Hund in den Tempel der tausend Spiegel.

Dieser war entmutigt und verärgert über den weiten Weg und die vielen Stufen. Als er durch die Eingangstür gegangen war, blickten ihn aus tausend Spiegeln tausend Hunde an. Da zeigte er vor Angst und Ärger die Zähne und knurrte. Da knurrten aus tausend Spiegeln tausend Hunde zähnefletschend zurück. Der Hund zog den Schwanz ein und eilte davon in dem Bewußtsein: Die Welt ist voller böser Hunde. Nie wieder wollte er in den Tempel der tausend Spiegel.[11]

Was wollen uns die beiden Hunde sagen? Und was will uns dieses Märchen sagen? Auch dies wird im Anschluß an das Märchen erläutert – ich vertraue hier auf die Intelligenz der LeserInnen.

[11] Aus: »Die buddhistische Schatzkiste«. Dieses Buch gibt es nur im Direktversand gegen eine freiwillige Spende bei: Buddhistisches Seminar, Katzeneichen 9, 95463 Bindlach.

Eine Übung mit dem Handtuch

* Andere tun es mit dem Gurt, aber warum denn zu den Hilfsmitteln schweifen, wenn das gute Handtuch liegt so nah.

* Durch das Bad bzw. die Dusche ist der Körper durchwärmt und der Kreislauf aktiviert. Das Handtuch tut nicht nur gute Dienste beim Trocknen, es sorgt nebenher auch für eine sanfte Massage.

Das drapierte Kuhgesicht (gomukhâsana)

* Gomukha, so schreibt der Yogi Iyengar aus Poona, bezeichnet einen Menschen, dessen Gesicht dem einer Kuh ähnelt. Und wörtlich heißt es auch »Kuhgesicht«. In der deutschen Sprache findet dies seine Entsprechung in der wenig schmeichelhaften Titulierung »Dumme Kuh«. Nicht gerade ein freundlicher Kommentar, aber auch nicht total bösartig. Und in Indien haben Kühe und damit wohl auch Kuhgesichter bekanntlich ohnehin einen anderen Stellenwert.

* Aber wie wäre es denn, wenn du im Moment der Verärgerung einfach die »Kuhgesichtshaltung« einnimmst? Solltest du dies öffentlich, also auf der Straße oder an der nächsten Kreuzung, umsetzen wollen, so ist nicht einmal mit einem Bußgeld zu rechnen. Denn wer weiß schon, was diese auf dem Rücken sich diagonal entgegenkommenden Hände bedeuten?

* Eigentlich kommt man beim Yoga ganz gut ohne Hilfsmittel aus, und es gibt weltweit nur eine Richtung, die für die nâsana-Praxis verschiedene Gerätschaften einsetzt. Es ist der nach dem oben bereits erwähnten Yogameister B. K. S. Iyengar benannte Iyengar-Yoga. Auf mich hat dieser strenge, auf Standhaltungen spezialisierte Stil stets wie die Aktion »Ob in der Gruppe, ob alleine / Wir tun was für schön stramme Beine« gewirkt. Das Kommando »Laß die Kniescheiben lächeln!« kommt ja noch nett, aber ein Tritt zwischen die Schulterblätter ist nun wirklich nicht jedermanns Sache.

→ Du hast die Wanne verlassen, und es wäre jetzt Zeit, sich abzutrocknen. Tue dies. Wenn du beim Rücken angelangt bist, gehe wie folgt vor.

→ Du beginnst, indem du das Handtuch mit der linken Hand greifst.
Alternative: Wer völlig steif ist, könnte es auch mit einem XXL-Badetuch versuchen; bereits Fortgeschrittene können auch ein kleines Gästehandtuch nehmen.

→ Hebe es so, daß es sich hinter deinem Rücken befindet.

→ Die linke Greifhand befindet sich etwa an der linken Schulter oder am Hinterkopf. Der Ellenbogen zeigt nach oben.

→ Fasse mit der rechten Hand das andere, nach unten hängende Ende des Handtuchs.

→ Hangle dich mit der rechten Hand am Handtuch nach oben.

→ Die obere Hand darf der unteren Hand ruhig etwas entgegenkommen.

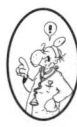 **Achtung! Halte inne, sobald die Schultern Schmerzsignale senden.**

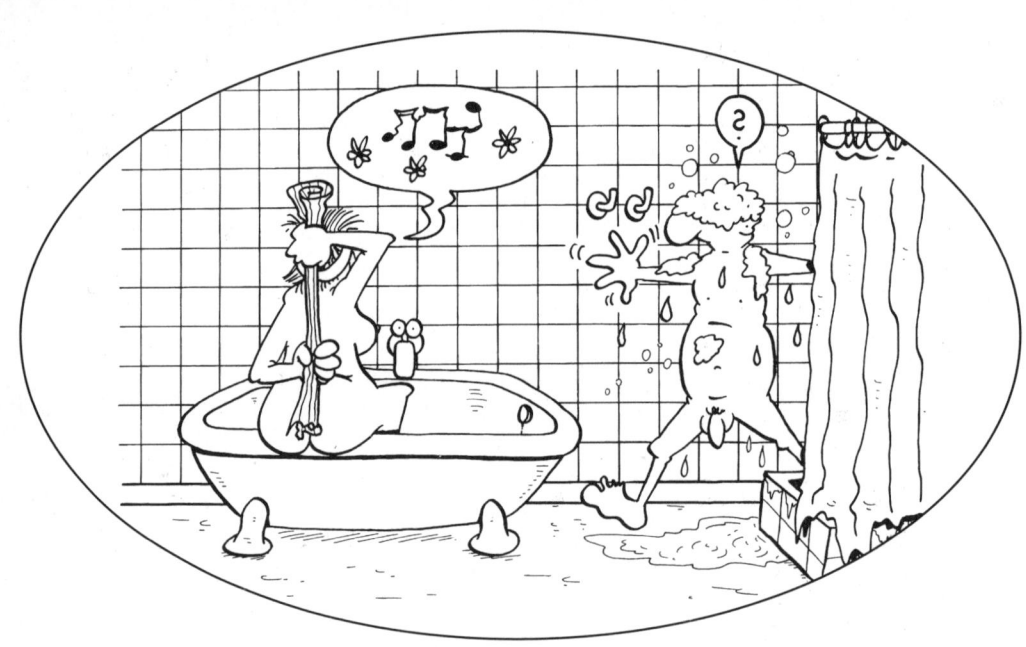

→ Du kannst die derart angewinkelten Arme einfach so halten und dabei plavini, die schwimmende Atmung, praktizieren (siehe hierzu die entsprechende Übung im Kapitel »Übungen für den Aufenthalt in der Wanne«) oder ein Liedchen trällern (»Lonesome Cowboy tonight ...«) oder ganz dynamisch das Handtuch auf dem Rücken diagonal hin- und herbewegen.

→ Nach sechs bis acht Atemzügen bzw. nachdem du das Lied beendet hast, halte inne.

→ Löse zunächst die rechte Hand, senke sodann den linken Arm. Entspanne bewußt die Schultern. Laß die Schultern richtig hängen. Schön locker bleiben!

→ Wechsle die Seite. Die rechte Hand hat nun die obere Position, die linke Hand hangelt sich nach oben, die rechte (obere) kommt ihr netterweise etwas entgegen. Halten oder bewegen wie zuvor beschrieben. Danach wiederum entspannen.

Was diese Übung bringt

→ Das sogenannte Kuhgesicht sorgt für mehr Bewegungsspielraum in den Schultern, lockert den Oberkörper und hebt und festigt die Brüste, sofern vorhanden.

Übungen vor dem Spiegel

* Der große Reisvertilger Wu Wang sagte einst: »Beim Betrachten dessen, was in einem Spiegel vor dir ist, denke an das, was dahinter ist.«

Aber was meinte er damit? Den Spion? Die Zahnpastatube?

* Übrigens: Spiegel aus poliertem Silber werden bereits in der Bibel erwähnt; Glasspiegel seit dem 13. Jahrhundert; das Hochglanzmagazin *Der Spiegel* existiert seit dem 4. Januar 1947. Ob man sich darin selbst wiedererkennt, darf bei allem Respekt vor den investigativen Recherchen des *Spiegel* bezweifelt werden. Doch Schluß jetzt mit der Spiegelfechterei.

Den Nacken dehnen
(Teil des sukshma vyayama)

* Die antirheumatische Nackenbewegung aus dem Zyklus sukshma vyayama ist eine vor-

bereitende Übung für die eigentliche âsana-Praxis, kann aber jederzeit geübt werden und macht gerade für im Call-Center Beschäftige und alle Schreibtisch-»Täter« Sinn.

➤ Stehe gerade mit aufgerichteter Wirbelsäule und bewußt entspannten Schultern.

➤ Schließe die Augen.

➤ Senke ausatmend den Kopf nach vorn. Laß deinen Kiefer locker.

➤ Hebe einatmend den Kopf, richte die Wirbelsäule auf, hebe den Brustkorb.

➤ Senke ausatmend den Kopf. Atme ein, atme aus, und hebe einatmend wieder den Kopf.

➤ Fahre so in deinem Atemrhythmus fort.

➤ Beende die Übung, indem du die Augen öffnest.

Links & rechts

➤ Stehe gerade mit aufgerichteter Wirbelsäule und bewußt entspannten Schultern. Stelle dir vor, daß du in diesem Moment ein Stück wächst.

➤ Schaue dir in die Augen, atme tief in den Bauchraum ein.

➤ Wende ausatmend langsam den Kopf nach rechts, behalte Blickkontakt.

➤ Komme einatmend langsam zurück zur Mitte.

➤ Wende ausatmend den Kopf langsam nach links, behalte Blickkontakt.

➤ Komm einatmend langsam zurück zur Mitte.

➤ Fahre so in deinem Atemrhythmus fort.

➤ Beende die Übung, indem du die Augen schließt.

Seitwärts

➤ Stehe gerade mit aufgerichteter Wirbelsäule und bewußt entspannten Schultern, die allerdings nicht nach vorn fallen sollten. Stell dir vor, daß du in diesem Moment ein Stück wächst.

➤ Schau dir in die Augen, atme tief in den Bauchraum ein.

➤ Kipp ausatmend den Kopf nach links, das linke Ohr nähert sich der linken Schulter. Schließe die Augen, und spüre die

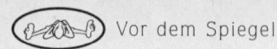

Dehnung auf der rechten Seite deines Halses.

➤ Richte einatmend den Kopf auf, öffne die Augen.

➤ Kipp ausatmend den Kopf nach rechts. Das rechte Ohr nähert sich der rechten Schulter. Schließe die Augen, und spüre die Dehnung auf der linken Seite deines Halses.

➤ Fahre so in deinem Atemrhythmus fort.

➤ Beende die Übung, indem du mit geschlossenen Augen den Dehnungen nachspürst.

Was diese Übungen bringen

➤ Im Nacken laufen eine Menge Nervenbahnen zusammen, weshalb Verspannungen dort am ehesten spürbar werden. Je beweglicher und je stärker durchblutet diese Region ist, desto besser. Lieber ein physiologischer Wendehals als ein Dickschädel mit Nackensteife.

Übrigens: Auch bei Kopfschmerzen, deren Schmerzzentrum im Schläfen- oder Stirn-

bereich liegt, kann eine Nackenmassage wohltuend und lindernd sein.

Der imposante Löwe (s i m h â s a n a)

* Offenbar lehnt sich der Name Sima des Löwenkronprinzen aus Walt Disneys abendfüllendem Zeichentrickfilm »The Lion King« am Sanskritwort für Löwe an: Simha ist die Sanskritvokabel für Löwe. Der lateinische Begriff lautet übrigens Panthera leo.

* Die Erscheinung eines nicht domestizierten Löwen ist beeindruckend, obwohl sich doch Bewegungsradius und Aktionen in Grenzen halten. Aber was macht den Löwen zum Löwen? Ein Löwe kommt erst dann richtig zur Geltung, wenn er brüllt. Dies geschieht in der Regel abends vor der Jagd oder in den frühen Morgenstunden. Also genau zu den Zeitpunkten, wo sich der homo consumens digitales vor dem Spiegel aufhält.

* Bei der Yogaübung simhâsana geht es allerdings weniger darum, Eindruck zu machen oder den Lautstärkepegel auf die 9-Kilometer-

Distanz eines realen Löwen zu bringen, sondern um das Training von Zunge und Stimmbändern.

* Übrigens: Die hier beschriebene Haltung des Löwen ist jener Gesichtsausdruck, mit dem Albert Einstein sich fit hielt und berühmt wurde!

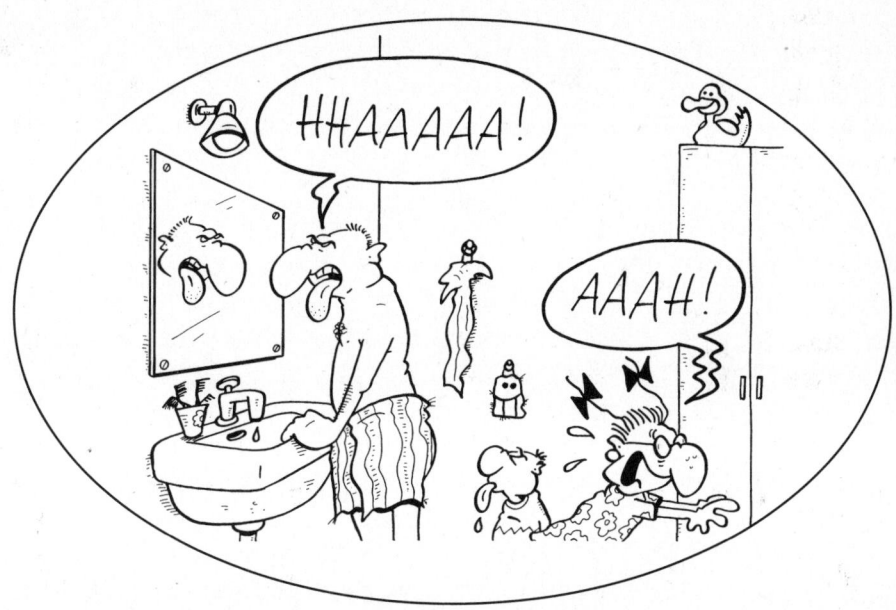

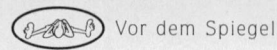

→ Stehe gerade mit aufgerichteter Wirbelsäule.

→ Lege die Hände auf die Außenkanten deines Waschbeckens.

Alternative: Sollte sich unterhalb des Spiegels kein Waschbecken befinden, so winkle die Arme seitwärts an, als würdest du dich für einen Boxkampf einstellen. Dreh die Handflächen nach unten.

→ Atme tief in den Bauchraum, und schließe die Augen.

→ Senke den Kopf in der Atempause nach vorn, stelle dir einen furchteinflößenden Löwen vor.

→ Spreize die Hände, und strecke die Arme!

→ Hebe den Kopf und öffne ausatmend Mund und Augen, strecke die Zunge weit zum Kinn heraus, blicke nach oben.

→ Nimm einatmend die Zunge in den Mund, schließe Augen und Mund.

→ Halte den Kopf in der Atempause gerade; stelle dir einen furchteinflößenden, wütenden Löwen vor.

→ Hebe den Kopf.

→ Öffne ausatmend Mund und Augen, strecke die Zunge mit einem lauten »Aaaaahhh!!« weit zum Kinn heraus, blicke nach oben.

Übrigens: Wenn du lachen mußt, ist das vollkommen in Ordnung. Wahrscheinlich bist du der erste Löwe auf diesem rotierenden Planeten, der über sich selbst lachen kann. Lachen ist voller positiver Energie. Das Lachen erhöht die Herzfrequenz, bewirkt eine Ausschüttung von Endorphinen im Gehirn, Verspannungen lösen sich und die Verdauung wird angeregt.

→ Fahre in deinem Atemrhythmus fort wie beschrieben. Einatmend sammelst du Kräfte, ausatmend reißt du das Maul auf und brüllst sehr eindrucksvoll.

→ Beende das Löwengebrüll, indem du den Mund schließt und geraume Zeit geschlossen läßt.

Was diese Übung bringt

→ Neben dem das Allgemeinbefinden fördernden Spaß beseitigt der Löwe

Mundgeruch. Du kannst also demnächst auf Tictac verzichten, indem du unterwegs oder in der Oper den Löwen machst: Mund auf, Zunge raus – Aaaah!

➤ Vorausgesetzt du hast Disziplin und übst ausdauernd, wird sich auch deine Aussprache deutlich verbessern.

Die coole Atmung (shitali prânâyâma)

* Richtig cool sein wollen heute ziemlich viele, vor allem jüngere Leute, dabei strengen sie sich ungeheuer an und tun am Ende doch nur so, als wären sie cool.

* Hier soll nun eine Atemtechnik vorgestellt werden, die wirklich kühlt, was in bestimmten Situationen und – natürlich – bei entsprechenden Temperaturen sehr nützlich sein kann.

➤ Stehe gerade und entspannt mit aufgerichteter Wirbelsäule.

➤ Blicke in den Spiegel.

➤ Öffne den Mund und forme mit den Lippen ein O.

➤ Schiebe die Zungenspitze durch die Mundöffnung, und forme mit der Zunge ein U. Die Zungenspitze, also die Basis des U, drückt leicht gegen die Unterlippe.

➤ Wenn du von deinem O und deinem U überzeugt bist, senke den Kopf. Dann atme mit einem kräftigen Zischlaut durch die gerollte Zunge ein, und hebe dabei etwas den Kopf.

➤ Bringe die Zunge ausatmend wieder in ihre normale Lage zurück, schließe Mund und Augen, und senke etwas den Kopf.

➤ Hebe den Kopf in der Atempause und öffne den Mund (O).

➤ Schiebe die Zungenspitze durch die Mundöffnung und forme mit der Zunge ein U. Die Zungenspitze drückt leicht gegen die Unterlippe.

➤ Atme mit einem kräftigen Zischlaut (Düsenjäger-FFF) durch das Zungenröhrchen ein, und hebe dabei etwas den Kopf.

➤ Fahre in deinem eigenen Atemrhythmus fort (8- bis 12mal).

➤ Du beendest die Übung, indem du die Zunge dort ablegst, wo sie gewöhnlich

69

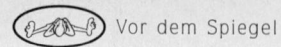 Vor dem Spiegel

liegt, und den Mund geschlossen hältst.

→ Alternative: **Sollte es dir nicht gelingen, ein Zungenröhrchen zu formen, so kannst du die Zungenspitze auch bei leicht geöffnetem Mund gegen den oberen Gaumen hinter den Zähnen drücken. Diese Variante heißt »Sîtkarî« und meint das gleiche wie »shitalic«: Keep cool – cool down!**

Was diese Übung bringt

→ Wie oben bereits angedeutet, kühlt shiatliprânâyâma den gesamten Organismus. Auch bei erhöhter Körpertemperatur ist es wohltuend, und es stillt den Durst.
Darüber hinaus mildert cooles Atmen das Hungergefühl, kann also auch als eine neue Wunderdiät Furore machen.

Andere Länder, andere Bäder (& WCs)

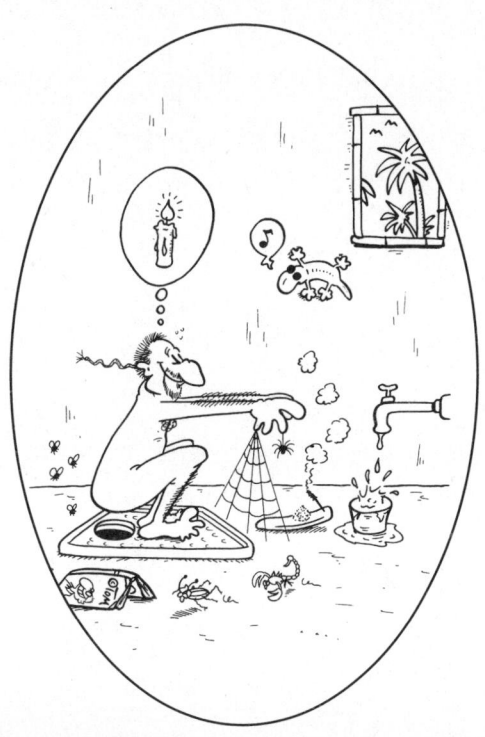

* Überall dort, wo du westlichen Standard vorfindest, kannst du den bislang beschriebenen Übungen und Alternativ-Vorschlägen folgen. »Andere Länder« meint hier wirklich andere Verhältnisse. Nicht die Wiederkehr des immer Gleichen: Shoppen, Pool und Aircondition, sondern: Statt Limousinen mit geregeltem Kat bevölkern Geier, Affen, Kühe und Elefanten die Straßen, es gibt selten durchgängig Strom, aber dennoch Tag und Nacht ohrenbetäubenden Lärm, und in der sogenannten »Toilette« findest du weder Sitzbecken noch Papier.

Speziell für diese Art Restroom ist die folgende Übung gedacht.

Das Potential der Hocke (utthâsana)

* Die Hocke ist als Part der Luftpumpe schon einmal kurz behandelt worden. Hier soll sie aus gegebenem Anlaß noch einmal separat und umfassend gewürdigt werden.

* Dort, wo in Bad & WC kein westlicher Standard existiert, wo z. B. keine Sitzbecken montiert und installiert sind, dort lautet die Alternative meist hocken, über einer Rinne oder einer Öffnung im Boden; im günstigen Fall auf zwei erhabenen Fußtritten zu beiden Seiten. Oder du mußt sogar im Freien Dein Geschäft erledigen – Auge in Auge mit allerlei kreuchendem und fleuchendem Getier.

Kein Problem, wenn die dafür relevanten Gelenke ein längeres Verweilen in der Hocke gewohnt sind, und ein nur geringes Problem, solange die Geschäfte kurz und selten sind. Aber wehe, dir ist der Fisch oder die bei 42° C unvermeidlich erscheinende Eiscreme auf Magen und Darm geschlagen. Da bist du als Mitteleuropäer oder Nordamerikaner gut beraten, bereits vor dem Aufenthalt in einer solchen Region ein wenig Zeit in die Vorbereitung auf die Toilettenbenutzung der anderen Art zu investieren und dich mit den Möglichkeiten, die sich in der Position Hocke ergeben, vertraut zu machen.

➜ Ausgangshaltung ist der Stand.

➜ Stelle die Füße mindestens hüftbreit auseinander, die Fußspitzen weisen leicht nach außen.

➜ Lege die Hände flach auf die Oberschenkel. Atme tief ein.

➜ Beuge ausatmend leicht die Knie, und senke den Oberkörper langsam herab. Mit den Händen kannst du dich auf den Oberschenkeln abstützen.

➜ Strecke die Hände und Arme weit nach vorn, und stütze dabei Ellbogen oder Oberarm auf die Knie.

➜ Atme tief und gleichmäßig in den Bauchraum.

➜ Finde über die Fußgelenke eine stabile Position.

➜ Falls du dich gut in der Hocke eingerichtet hast, kannst du auch die Arme anwinkeln und den Kopf auf die Hände stützen, indem du die Handgelenke zusammenführst, mit den Handflächen eine Schale formst und das Kinn darin aufstützt.

➜ Beende die Übung, indem du dich mit den Händen auf die Knie stützt, die

Arme angewinkelt, die Ellbogen nach außen. Atme aus.

➤ Einatmend verstärkst du den Druck der Hände auf die Knie und richtest dich mit geradem Rücken auf.

➤ Nimm die Füße wieder parallel und dichter zusammen, und schließe die Augen.

➤ Spüre den beanspruchten Muskeln, Gelenken und Bändern der unteren Gliedmaßen und im Beckenbereich nach.

➤ Öffne die Augen.

Was diese Übung bringt

➤ Die Hocke trainiert Bein- und Bauchmuskeln, sie stärkt den Gleichgewichtssinn und kräftigt die Beckenbodenmuskulatur, weshalb sie auch gern Schwangeren zur Geburtsvorbereitung empfohlen wird.

Der Tote Mann (shavâsana)

* Shavâsana heißt in der Tat »Totenstellung« und bedeutet vollkommene Entspannung. »Tot« meint hier also nichts weiter als regungslos und ohne Spannung. Oft wird damit ein Zyklus von Übungen oder die Yogastunde beendet. Dies geschieht nicht auf dem Wasser, versteht sich, sondern flach auf dem Boden, und dies wäre auch die Alternative in anderen Ländern und anderen Bädern, wo entweder gar keine Wasseroberfläche vorhanden ist oder diese sich wegen hohen Wellengangs nicht für den »Toten Mann« eignet.

* Für diesen Alternativ-Fall verschaffe dir irgendwo Platz am Boden, um dich, komplett ausgebreitet, vollkommen zu entspannen. Release and relax.

* Vorausgesetzt, der Pool oder das Wasserbecken ist so groß, daß du ausgestreckt darin liegen kannst, dann kannst du dich auch im bzw. auf dem Wasser entspannen, indem du »Toter Mann« spielst.

73

* Je weniger du dich bewegst, desto größer die Chance, daß du an der Oberfläche bleibst.

➤ Schwimme ein wenig hin und her, und achte darauf, daß dir keiner in die Quere kommt.

➤ Drehe dich auf den Rücken, breite die Arme seitwärts aus. Der Hinterkopf liegt im Wasser.

➤ Bringe dich mit sparsamen Bewegungen der Hände und Füße ins Gleichgewicht. Je weniger du dich bewegst, desto ruhiger wirst du auf der Wasseroberfläche treiben.

➤ Atme tief und gleichmäßig.

➤ Wandere in Gedanken durch deinen Körper. Beginne bei den Füßen.

➤ Sage dir ausatmend: Ich entspanne meine Füße. Meine Füße sind vollkommen entspannt.

➤ Setze dies fort mit den einzelnen Zehen, den Unterschenkeln, den Knien, den Oberschenkeln, dem Becken, dem Gesäß, den Genitalien, der Taille, dem Bauch, dem Bauchnabel, den Händen, den Handgelenken, den Unterarmen, den Oberarmen, der Brust, den Schultern, Hals und Nacken, den Ohren, dem Gesicht, den Augen, der Nase, den Lippen, der Zunge, dem Rachen, dem Unterkiefer, dem ganzen Kopf, dem Gehirn, den Lungen, dem Magen, der Galle, den Därmen, den Nieren, der Leber, dem Herzen.

➤ Beende die Übung mit: »Ich entspanne meinen ganzen Körper. Mein ganzer Körper ist vollkommen entspannt.«

➤ Öffne die Augen.

Alternative: Sollte dir weder ein Schwimmbecken ganz für dich noch irgendein ruhiges, Hai-freies Meer zur Verfügung stehen, so finde einen freien Platz, wo du dich ungestört ausbreiten kannst.

➤ Lege dich flach auf den Rücken.

➤ Breite die Arme neben dir aus, die Handflächen nach oben.

➤ Die Beine liegen gut hüftbreit auseinander, die Füße fallen leicht nach außen.

➤ Ziehe das Kinn in Richtung Brustkorb. Laß deinen Nacken ganz lang.

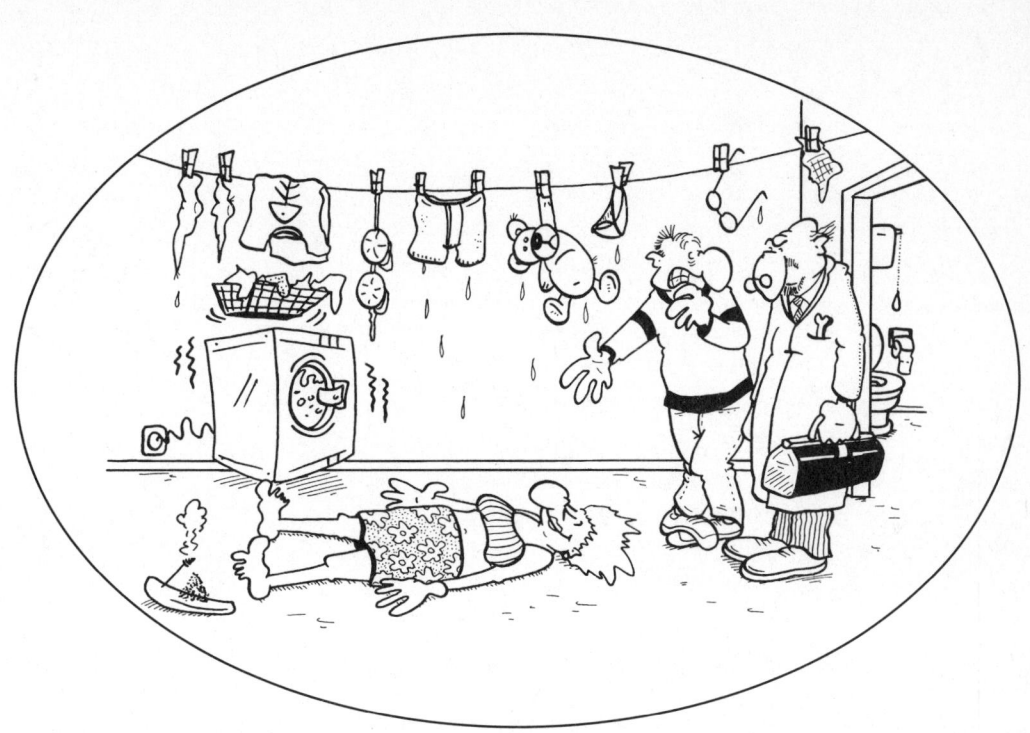

Gegebenenfalls lege dir ein Kissen oder eine Decke unter den Hinterkopf.

➤ Schließe die Augen.

➤ Beobachte still, wie dein Atem kommt und geht. Kommt und geht.

➤ Wandere in Gedanken durch den Körper und entspanne. Beginne bei den Füßen.

➤ »Ich entspanne meine Füße, ich entspanne meine Füße, meine Füße sind vollkommen entspannt.« Und so weiter durch den ganzen Körper.

➤ Beende diese Übung, indem du Hände und Füße bewegst, die Augen öffnest, dich streckst und räkelst, dich auf die rechte Seite drehst und aufrichtest.

➤ Setze dich in einen bequemen, aufrechten Sitz. Reibe kräftig die Handflächen aneinander, und streiche mit den Handflächen über dein Gesicht, deinen Brustkorb, Bauch, Beine und Füße.

Was diese Übung bringt

➤ Ob »Toter Mann« oder Totenstellung, beides beruhigt und entspannt und senkt somit den Blutdruck, die Herzfrequenz, die Reizbarkeit und vertieft die Atmung. Es ist ein Stück Urlaub, ganz gleich wo du dich aufhältst.

Tönen – Chanten – Einfache Lieder

Beides hat Tradition: Singen im Bad und Singen im Yoga, nur daß es beim Yoga Chanten oder Tönen heißt und die Gesangspraxis Kirtan oder Bhajan.

In den beiden folgenden Kapiteln soll kurz informiert und bündig inspiriert werden. Die Darstellung wird nicht ausufern, sondern im Rahmen von Bad & WC bleiben.

Der genaue Aufenthaltsort für die Mantra-Praxis spielt keine Rolle. Sowohl WC-Becken als auch Badewanne, Dusche und der Platz vor dem Spiegel sind geeignet.

Bemerkenswert ist der Zusammenhang zwischen der Atmung und dem Tönen sowie der Einfluß der selbstfabrizierten Klänge auf den freien Fluß der Energie.

Vokale und Konsonanten

* **A**, der Laut des Staunens, des Wohl-gefallens: »Aaaa, das hat sie aber gut hinbe-kommen!«

- ➤ Nimm eine bequeme und aufrechte Sitz- oder Standhaltung ein. Schließe die Augen.
- ➤ Atme tief in den Bauchraum. Öffne langsam den Mund, und laß ausatmend ein »A« ertönen. Aaaaaaaaaa. Anschlie-ßend schließe den Mund.
- ➤ Wiederhole dies mindestens zweimal.
- ➤ Variation: Lege beide Handflächen auf den Bauch, und spüre die Vibration. Aaaaaaaaaaaaa!

* **O**, noch ein Klang des Staunens. »O! Damit habe ich jetzt aber nicht gerechnet.«

- ➤ Nimm eine bequeme und aufrechte Sitz- oder Standhaltung ein. Schließe die Augen.
- ➤ Atme tief in den Bauchraum. Öffne den Mund, und forme die Lippen zu einem O. Laß ausatmend ein »O« ertönen. Ooooooooooo. Anschließend schließe den Mund.
- ➤ Wiederhole dies mindestens zweimal.
- ➤ Variation: Lege eine oder beide Handflächen auf den Brustkorb, und spüre die Vibration. Ooooooooooooooo!

* **U**, der Laut des freudigen Aufschreckens. »Jemand spritzt mit kaltem Wasser: »Uuuuu! Ist das kalt! Hör auf! Uuuuuu!«

- ➤ Nimm eine bequeme und aufrechte Sitz- oder Standhaltung ein. Schließe die Augen.
- ➤ Atme tief in den Bauchraum ein. Öffne langsam den Mund, und laß ausatmend ein »U« ertönen: Uuuuuuuuuuuuuuu. Anschließend schließe den Mund.
- ➤ Wiederhole dies wenigstens zweimal.
- ➤ Variation: Lege eine Hand auf deinen Halsansatz, und spüre die Vibration: Uuuuuuuuuuuuuuu!

* **I**, der Laut der Abneigung. Auch in Bad & WC häufiger zu hören: »Iiiii, das stinkt aber scheußlich!«

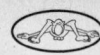

➤ Nimm eine bequeme und aufrechte Sitz- oder Standhaltung ein. Schließe die Augen.

➤ Atme tief in den Bauchraum ein. Öffne langsam ein wenig den Mund, ziehe deine Nase kraus, und laß ausatmend ein »i« ertönen: Iiiiiiiiiiiiiiiii. Anschließend schließe den Mund, und entspanne deine Nase.

➤ Wiederhole das »i« wenigsten zweimal.

➤ Variation: Berühre mit deinen Fingerspitzen leicht deine Nasenflügel.

Kommen wir zu den konstanten Konsonanten. Übrigens: »konsonant« bedeutet: gut zusammenklingend.

* **M**, wieder ein Laut des Wohlgefallens, manchmal auch Ausdruck des Schmerzes. »Mmmmm, schmeckt das Wasser gut!« Oder eben: » Mmm, das brennt aber.«

➤ Nimm eine stabile und ebenso bequeme, aufrechte Sitz- oder Standhaltung ein. Schließe die Augen.

➤ Atme tief in den Bauchraum ein. Laß den Mund geschlossen, aber den Unterkiefer locker. Laß ein »M« ertönen. Mmmmmmmmmmmm.

➤ Wiederhole das »M« wenigsten zweimal.

➤ Variation: Umfasse mit deinen Händen den Schädel, und spüre die Vibration: Mmmmmmmmmmmmmmmmm!

* **F**, kein Zufall, daß Fast Food mit F beginnt, einem Konsonanten, der für Tempo sorgt. »Ffffff, weg war die Rakete.«

➤ Nimm eine stabile und ebenso bequeme, aufrechte Sitz- oder Standhaltung ein. Schließe die Augen.

➤ Atme tief in den Bauchraum ein. Öffne deine Lippen in der Mitte des Mundes einen winzigen Spalt. Laß ein »F« ertönen.

➤ Wiederhole das »F« wenigsten zweimal.

➤ Variation: Bewege beim Tönen des F deinen Kopf, so als würdest du mit den Augen eine Ffffffliege verffffolgen.

* Übrigens: Warum beginnen fast alle Bad & WC relevanten Begriffe mit dem Konsonant P? Parfüm, Parodontose, Perücke, Phobie vor Wasser, Pipi, Pissoir, Popo putzen, Prostata,

79

Puder, pullern, Punkerfrisur, pupsen, Purgativum (Abführmittel), … Pppp.

→ Nimm eine stabile und ebenso bequeme, aufrechte Sitz- oder Standhaltung ein. Schließe die Augen. Lade all die Worte von deinem Gedächtnis, die mit dem Bad zu tun haben und mit P beginnen. Bleibe dabei ganz still.

→ Anschließend rufe dir all jene Worte ins Gedächtnis, die nichts mit dem Bad zu tun haben, aber mit P beginnen. Worte wie Pustekuchen. Bleibe auch dabei ganz still.

Variation: Sollten dir mit geschlossenen Augen keine Worte mit P einfallen, so öffne die Augen, und sieh dich um.

* Last but really not least: **H**; habe ich gelacht. H-h-h-h-h-h! Die beste Art, mit dem Zwerchfell umzugehen, wie bereits bei der Übung »Der imposante Löwe« (siehe Seite 66) dargelegt.

→ Nimm eine stabile und zugleich bequeme, aufrechte Sitz- oder Standhaltung ein. Laß die Augen geöffnet.

→ Atme tief in den Bauchraum ein. Öffne den Mund, und kneistere etwas mit den Augen, so daß sich Lachfalten unterhalb der Schläfen bilden.

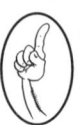 **Achtung ! Verkrampfe dabei nicht. Es geht hier nicht darum, Max Schautzer zu imitieren.**

→ Laß ausatmend ein Serie von »H« ertönen. H h h h h h h.

→ Wiederhole diese Serie von »H« wenigstens zweimal.

→ Variation: Halte mit beiden Händen den Bauch. Spürst du die Vibration? H h h h hh h hhh h hhhh h!

→ Sollte sich ein Bedürfnis nach einem richtigen, natürlichen Lachen einstellen, so tu dir keinen Zwang an: »Der verlorenste aller Tage ist der, an dem man nicht gelacht hat.« (Chamfort)

Zeit für einen kleinen Mix. Zwei Vokale und ein Konsonant verschmelzen zu dem bekanntesten und kürzesten Mantra: OM (AUM). Aber OM ist nicht gleich OM. Da steckt schon eine kleine Philosophie dahinter, und auch die Praxis des OM-Tönens bedarf einer Anleitung. Doch

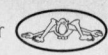

das Wesentliche ist die Erfahrung. Nur durch die eigene Erfahrung kannst du auf den Geschmack kommen.

Solange du keinen Rotwein getrunken hast, ist es sinnlos, dir die Qualitäten eines 72er Beajolais zu beschreiben.

Koste, dann weißt du wie es schmeckt.

- Nimm eine stabile und zugleich bequeme, aufrechte Sitz- oder Standhaltung ein. Schließe die Augen. Wenn du die Wirkung verstärken willst, führst du die Spitze des Zeigefingers und die Daumenkuppe zusammen, die restlichen Finger bleiben gesteckt. Diese Handhaltung heißt Chin-mudra und aktiviert über das Zwerchfell die Atmung.
- Atme langsam und tief in den Bauchraum ein.
- Ausatmend läßt du ganz leise ein OM erklingen.
- Achte darauf, daß »O« und »M« gleich lang erklingen. Das Resultat sollte eher nach der Maßeinheit des elektrischen Widerstands Ohm und nicht so sehr nach Omelette klingen.
- Werde von Mal zu Mal lauter, kräftiger, tiefer.
- Dann werde von Mal zu Mal leiser, schwächer.
- Zum Schluß laß OM ganz still erklingen, ohne jeglichen Laut.

Drei kleine Songs

Wissenschaftler wollen es oft nicht wahrhaben, aber das Ganze ist immer noch viel mehr als die Summe der Teile. So wenig man der Liebe mit biochemischen Formeln gerecht wird oder der Musik mit Physik und Mathematik, so unsinnig wäre es auch, die Wirkung von Liedern an den Schwingungen der einzelnen Vokale und Konsonanten zu messen. Freilich bestehen sämtliche Liedtexte und längeren Mantras aus einzelnen Vokalen und Konsonanten, aber die Praxis des Singens oder Chantens öffnet ganz andere Türen und Dimensionen und weckt Emotionen.

Unsere Auswahl ist bewußt schlicht und einseitig. Zum einen sind Bad & WC nicht gerade geeignete Orte für Weltuntergangsarien und deutsches Liedpathos, zum anderen soll niemand mit dem Gesangsbuch in die Wanne steigen.

Vorschlag Nummer eins ist ein Kanon. Text und Melodie lassen sich einfach einprägen.

Der Text: »Ohne Wasser, merkt euch das, wär´ die Welt ein leeres Faß.«

➤ Komm in eine aufrechte Sitz- oder Standhaltung, in der genug Raum ist für die Extension deines Brustkorbes.
➤ Atme tief in den Bauchraum, und beginne zu singen.
➤ Wiederhole den Kanon, so lange es dir Spaß macht.

Auch der **zweite Vorschlag** aus dem Fundus deutschen Liedgutes bedarf weder einer Gesangsausbildung noch des Memorierens.

Der Text: »Froh zu sein bedarf es wenig, und wer froh ist, ist ein König.«

➤ Komme in eine zugleich bequeme und aufrechte Sitz- oder Standhaltung, in der genug Raum ist für die Extension deines Brustkorbes.

➤ Atme tief in den Bauchraum, und beginne zu singen: »Froh zu sein bedarf es wenig, und wer froh ist, ist ein König.«
➤ Wiederhole dieses Lied so lange, wie es dir Spaß macht!
➤ Versuche es zwischendurch einmal mit der so genannten Chinesen-Fassung: Floh su sein, bedalf es wenig, wenn du floh bist, bist du König.

Der **dritte Vorschlag** ist für alle anglophilen Badbenutzer.

Der Text: »The river is flowing, is growing and flowing back to the sea.«

Dies gilt übrigens nicht nur für »the river«, den Fluß. Auch ein Teil des abfließenden Badewassers fließt dort hin.

➤ Komm in eine bequeme, aufrechte Sitz- oder Standhaltung, in der genug Raum ist für die Extension des Brustkorbes.
➤ Atme tief in den Bauchraum, und beginne zu singen: »The river is flowing, is growing and flowing, growing and flowing, back to the sea.«

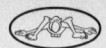

➤ Wiederhole diesen Song, so lange es dir Spaß macht oder bis deine Nachbarn einschreiten.

Zuletzt noch ein kleiner Zungenbrecher, zumindest für all jene, die noch nicht oder nicht mehr mit dem indischen Sanskrit vertraut sind. Im Grunde genommen meint der Text nichts anderes als der zweite, deutschsprachige Vorschlag: Froh sein, Freude, Glück und Wonne.

Das Tonsystem beim Chanten und Rezitieren der Sanskritlaute besteht ja nur aus drei Tönen, womit sich der Text besser einprägen ließ (denn die Tradition war eine rein mündliche, d. h., es wurde über Jahrhunderte nichts notiert). Dieses System läßt sich nun relativ einfach abbilden: Angenommen, der von dir gewählte Grundton ist D, dann ist der darunter liegende Ton C und der darüber liegende Ton E.

Abgebildet wird dies wie folgt: Beim Grundton erfolgt keine Notiz, beim Ton darunter wird ein Strich (oder Punkt) unter den bzw. die betreffenden Buchstaben gesetzt, liegt der Ton darüber (E) erfolgt die Markierung(1) über dem Buchstaben.

Der Text: »anandoham ānandoham ânandambrâm anandam«

Das sieht schwieriger aus, als es ist. Einfacher wird es, wenn man die Worte auseinanderzieht: a-nan-do-ham / ā-nan-do-ham / a-nan-dam-brâm / a-nan-dam

Wiederhole dies, bis du auf diese Textvorlage verzichten kannst und du ein gutes Gefühl hast mit dem Klang.

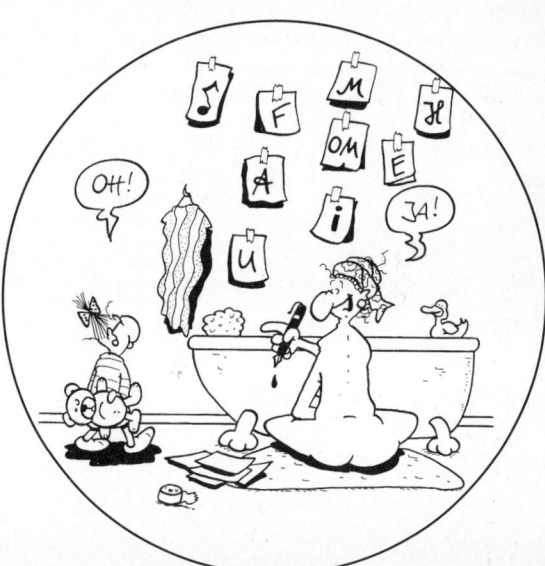

Interview mit dem Wasser- und Aqua-Yoga°-Experten Prof. Dr. A. T. Saihtam

Aquananda: Prof. Saihtam, Sie sind Spezialist für Hatha-Yoga, haben aber auch eine Studie zum Thema Wasser veröffentlicht. Wie bewerten Sie die hier erstmalig vorgenommene Synthese von Yogaübungen mit dem Element Wasser?

Prof. Dr. A. T. Saihtam: Wenn wir die beiden Begriffe und deren Wurzeln betrachten, bemerken wir schnell, daß es sich hier um einen Brückenschlag über Kontinente hinweg handelt.

Das Wort AQUA stammt aus der europäischen Gelehrten- und Ritualsprache Latein und bezeichnet das Wasser sowie in Wortzusammenhängen jenes, was mit Wasser in Verbindung steht. Aquarell – das mit Wasserfarben gemalte Bild; Aquarium – der mit Wasser gefüllte Glasbehälter; Aquanaut – der im tiefen Wasser Forschende usf.

Wenn wir uns nun zwei charakteristische Merkmale des Wassers herausgreifen, so stellt sich die Verbindung zum Yoga beinahe von selbst her – vorausgesetzt natürlich, ich bin mit beiden Systemen vertraut und nehme mir die Zeit, über Gemeinsamkeiten zu reflektieren.

Ein wesentliches Merkmal des Wassers ist Energie, oder genauer ausgedrückt: Wasser ist ein Energieträger. Das gleiche läßt sich von Yoga sagen, welcher ganz essentiell mit Prana (Sanskrit für Energie) zu tun hat. Pranayama, die vierte Stufe des achtstufigen Raja-(Königs)-Yoga, bedeutet sowohl Energielenkung als auch Atemtechnik. Doch Gut-bei-Puste-Sein ist nur eine, wenn auch wesentliche Facette des Energiekonzeptes im Yoga. Mantak Chia, ein namhafter Vertreter des Tao Yoga, etwa trägt den Titel »Energie-Meister«.

Das Wort YOGA stammt aus der indischen Gelehrten- und Ritualsprache Sanskrit und bezeichnet den Zustand der Einheit bzw. Vereinigung. Was vereinzelt, zerstreut, zusammenhanglos ist, soll vereint, gebündelt, konzentriert werden. Wo Chaos ist, soll Ordnung sein. Dies meint sowohl geistige Energien, die sich bekanntlich nur allzu leicht ablenken lassen, als auch den Energiehaushalt des Körpers insgesamt, wo Energieblockaden und Energiedefizite zu Beschwerden und Krankheiten führen.

Sinn und Ziel sämtlicher Yogaarten und -stile ist es, einen freien, optimalen, effektiven Energiefluß her- bzw. sicherzustellen. Geläufige Begriffe dafür sind Balance, Ausgeglichenheit, Durchlässigkeit.

Ein zweites gemeinsames Merkmal ist Flexibilität, Beweglichkeit. Das weiche Wasser formt den härtesten Stein, und niemand in dieser Welt findet das gemein. Wasser durchdringt nahezu alles. Und Wasser nimmt jede Form an, vom Tropfen bis zur verheerenden Brandung, vom Dampf in der finnischen Sauna bis zum Eis im Sektkühler. Die Tomate besteht zu 99 % aus Wasser, der Mensch um die 70 %.

Aquananda: Gibt es noch eine spezielle Charakteristik des Wassers?

Prof. Dr. A. T. Saihtam: Der Von-hinten-durch-die-Brust-ins-Auge-Philosoph Peter Sloterdijk sollte sich ein Beispiel nehmen an einem weiteren wichtigen Aspekt des Wassers, nämlich dem der Klarheit. Ein Beispiel. Wenn Sloterdijk in seinem zweiten Sphärenband »Blasen« eine ganze Seite mit der Feststellung füllt, daß der Fötus in der Gebärmutter niemanden zum Quatschen hat und somit niemand da ist zum Philosophieren, hüllt er diese Sentenz schlichten Geistes in verbale Nebelschwaden. Abgesehen davon, daß Sloterdijk die Situation der Zwillinge nicht berücksichtigt, macht er aus der simplen Feststellung »Ein Fötus hat niemanden zum Reden« eine bedeutungsschwanger klingende, verbalakrobatische Sentenz. Das liest sich in Sloterdijks Sprech-Blasen dann so: »Es gibt für den Fötus kein Gegenüber, auf das er interpersonal oder interobjektiv bezogen sein könnte, nichts anderes bestätigt sein reales In-Sein.« Das steht in einem Kapitel, das mit »Die Klausur in der Mutter« überschrieben ist.

Aquananda: Also, ist das nicht Stoff für Zeitschriften wie »Funny times« oder die »Monty-Python-Review«? Offenbar gehört es gegenwärtig zum In-Sein, solche »Weisheiten« ernst zu nehmen …

Prof. Dr. A. T. Saihtam: Ganz recht, und wahrscheinlich können wir im nächsten

Sphären-Band nachlesen, wie die Hauskatze transanimalisch damit umgeht, daß ihr die Fähigkeit abgeht, eine E-mail zu versenden.

Nur wenn das Wasser klar ist, können wir auf den Grund sehen, das bedeutet gründliche statt seichte Wahrnehmung, Tiefe statt Oberfläche. Dies gilt für das Element Wasser ebenso wie für Sprache und Philosophie. Jeder Sturm im feuilletonistischen Wasserglas verhindert diese Klarheit. Dies ist das Manko vieler Denker, auch das des Sloterdijk.

Doch zurück zum zweiten Merkmal des Wassers, der Wandlungs- oder Anpassungsfähigkeit.

Ähnlich anpassungsfähig kann der klassische Yoga beschrieben werden, der sich nahezu jedem Menschen, jeder Neigung des Menschen anzupassen vermag und der jene, die ihn kontinuierlich praktizieren, unglaublich beweglich (physisch und psychisch) macht. Diese Beweglichkeit ist – ganz wie beim Wasser – gepaart mit Stärke. Damit ist nicht die Stärke leichtsinniger Schwergewichtsboxer gemeint, sondern Stärke von der Art des Wassers. Stärke durch Kontinuität bei gleichzeitiger Flexibilität.

Aquananda: Was ist das Besondere an Yoga?

Prof. Dr. A. T. Saihtam: Beim Yoga kommt eine Erweiterung der Wahrnehmungsebenen hinzu, ein Potenzieren des in der Regel nur einseitig und minimal genutzten Bewußtseins. Vergleichbar mit einem PC-User, der seinen Computer mit einem MEGA-XXL-Prozessor und 108-fachem CD-ROM-Laufwerk lediglich fürs Briefeschreiben nutzt und selbst dafür ein Handbuch »Schreiben mit dem PC für Dummies« braucht. Da zahlt einer ein kleines Vermögen für ein Potential, von dem er vielleicht zwei, drei Prozent nutzt.

Wenn ein Analphabet oder ein Legastheniker die Encyclopaedia Britannica erwirbt, spüren wir deutlich das Mißverhältnis von Potential und Umsetzung. Doch dieses Mißverhältnis zwischen eigener, eindimensionaler, durch die Medien massiv manipulierter Wahrnehmung und dem, was diese »leisten« könnte, wird äußerst selten erkannt.

Aqua-Yoga° ist in vorliegender Buchform eine Anleitung, bei regelmäßiger Anwendung nicht mehr und nicht weniger als der Vollzug des ersten Schrittes in Richtung dieser eben umrissenen Dimension. Mit dem ersten Schritt wird ein Anfang markiert. Aber mit einem ersten Schritt beginnt bekanntermaßen jeder Weg, jede Entwicklung. Denken Sie nur an den Entwicklungsprozeß des Kleinkindes oder die ersten Schritte und Drohgähnversuche eines tasmanischen Beutelwolfes. Jeder Prozeß, jedes Vorhaben beginnt mit einem ersten Schritt.

Aquananda: Prof. Dr. Saitham, gibt es Ihrerseits Bedenken oder Kontraindikationen zu dieser speziellen, innovativen Yogaform?

Prof. Dr. A. T. Saihtam: Nun, auf die wesentlichen Punkte wie Eigenverantwortung und ärztlicher Rat im Zweifelsfall wird im Buch ja deutlich hingewiesen. Ich möchte aber in diesem Zusammenhang die Gelegenheit nutzen, um insbesondere den Aspekt »Zeit« und die damit verbundenen Risiken anzusprechen. Sehen Sie, im Untertitel der englischen Ausgabe ist das Wort »effective« enthalten. Dies ist jedoch dann nicht mehr gegeben, wenn der oder die Übende eine lange Verweildauer im Bad oder WC praktiziert. Eine lange Verweildauer, womöglich gerade durch die Kombination Stuhlgang + Yoga oder Reinigung + Yoga angeregt, läuft dem eigentlichen Sinn von »effective« zuwider.

Mal abgesehen davon, daß die Folgen durch die exzessive Wasserverschwendung sowohl für die Umwelt als auch für die Gesundheit – denken Sie hier nur an die dermatologische Komponente – des Bad und WC ausgiebig Nutzenden nahezu katastrophal zu nennen sind, liegt der Grund für dieses nicht Maßhaltenkönnen in einem Phänomen, das ich einmal den »Immanenten Hang zur Hyperthrophie« genannt habe.

Aquananda: Welches sind denn Ihrer Meinung nach die wichtigsten Aspekte dieser Tendenz zur Übertreibung?

Prof. Dr. A. T. Saihtam: En gros haben wir zwei Faktoren zu unterscheiden. Diese sind psychologisch-kompensatorischer sowie historisch-philosophischer Natur. Nehmen wir zum Beispiel die Revolution. Sie, die Revolutionäre, meinten per se das Richtige, setzten den Drang nach Gerechtigkeit explosiv um, aber (!) durch

87

die Übertreibung des in der Sache Richtigen gerät das Anliegen in eine Schieflage und verkehrt sich ins Gegenteil, gibt somit Anlaß und Gründe für eine erneute, dagegen gerichtete, sogenannte Konter-Revolution.

Die Kommunisten jagen die Kapitalisten zum Teufel, treten aber rasch in deren Fußstapfen, werden nun ihrerseits zum Teufel gejagt, der nun aus Platzmangel entweder wieder die Kapitalisten oder die Monarchen ins Rennen schickt. Ein hübscher Kreislauf, angetrieben vom Treibstoff Hypertrophie. Ich übertreibe, also bin ich, wie der Dramatiker sagt.

Lohnenswert ist es auch, sich der Übertreibung etymologisch zu nähern. Also was bedeutet das Wort »Übertreibung« bei näherer Betrachtung?

Bei »Über« assoziieren wir ja sofort ein Zuviel. Maßlosigkeit. Ekel: Die Milch war übergekocht. Der Bus ist übervoll. Er wird sich übergeben müssen. Et cetera, et cetera. Aber betrachten wir den zweiten Wortteil »treiben«. Darin steckt die Dynamik des Jägers, der Jagd, zugleich aber auch die Gleichgültigkeit dessen, der sich treiben läßt.

Aquananda: Übertreiben Sie da jetzt nicht ein wenig, Prof. Dr. Saihtam?

Prof. Dr. A. T. Saihtam: Keineswegs, liebe Freundin vom Big Apple. Der Zusammenhang von Trieb und treiben drängt sich doch geradezu auf. Sigmund Freud sagte mir einmal etwas sehr Interessantes zu diesem Thema, und ich erinnere mich noch sehr genau an diesen Satz: »Triebsublimierung«, sagte er zwischen zwei Zügen aus seiner Zigarre, »Triebsublimierung ist die gelungene Balance zwischen ›Treiben‹ und ›Sich treiben lassen‹.«

Dem Getriebenwerden vom Trieb ist zu begegnen durch eine Transformation der Triebenergie in eine sublimere Energieform wie z. B. Kreativität oder das Engagieren für die Belange des Naturschutzes, wie es die Initiatoren vom »Grünen Frieden« vorgemacht haben.

Aquananda: Mein lieber Professor, ich glaube wir treiben ins Uferlose …

Prof. Dr. A. T. Saihtam: … nun gut. Zurück zum oben angesprochenen nicht Maßhaltenkönnen. Wie im Alltag so auch beim

Aqua-Yoga° ist dies ein entscheidender Punkt. Es ist eine geistige Herausforderung, dem eigenen Drängen und dem ringsum allgemein Üblichen, dem Wahnsinn der Normalität entgegenzusteuern. Understatement statt Hybris lautet die Devise.

Aquananda: Ist also auch beim Yoga für Bad & WC weniger mehr?

Prof. Dr. A. T. Saihtam: Lassen Sie mich eines deutlich sagen. Keineswegs handelt es sich bei den angesprochenen Punkten um Bedenken hinsichtlich Aqua-Yoga°. Was ich hier darlege, gebe ich zu bedenken, das ist ein großer Unterschied. Ich gebe zu bedenken, im Sinne einer äquivalenten Aufgabe. Diese Aufgabe lautet also, neben den spezifischen Atem- und Körperübungen, dem jedem Bad-&-WC-Nutzer immanenten Hang zur Übertreibung bewußt entgegenzuwirken.

Zu Ihrer Frage nach den Kontraindikationen möchte ich zwei Fälle hervorheben. Eindeutig kontraindiziert ist Aqua-Yoga° bei jeder Art von Wasserallergie (z. B. chronischer Schwimmhautbildung oder akuter Schuppenhäufung) sowie bei pathologischer Yogaphobie.

Aquananda: Beschwört der Faktor Angst nicht oft erst das befürchtete Unheil herauf? Also Angst als Mitverursacher im Sinne einer Art self-fulfilling prophecy? Nur weil ich vor einem Hund davonlaufe, kommt der auf den Geschmack, mir hinterherzulaufen. Nur weil ich meine Wohnung verbarrikadiere, kommt jemand auf die Idee, bei mir einzubrechen.

Prof. Dr. A. T. Saihtam: Zunächst sollte es immer darum gehen, die Ignoranz zu überwinden. Erst dann gilt es, die Phobie zu bewältigen. Meist ergibt sich dies jedoch von selbst, als Folge von Interesse und Wissenszuwachs. Dies gilt um so mehr, wenn es sich – wie im vorliegenden Fall – um eine innovative, noch wenig verbreitete Technik handelt.

Die affirmativ formulierte Schlußfolgerung aus diesen Überlegungen ist zugleich meine Empfehlung an die Leser dieses Buches. Sie lautet: Nehmen Sie sich die Zeit, die Sie brauchen. Dosieren Sie alles sehr genau. Um die positive Wirkung zu erreichen, kommt es auf das richtige Verhältnis von Häufigkeit und Dauer der Übung an. Besser täglich wenig als monatlich viel. Hierin liegt der Vorzug des

Aqua-Yoga°-Konzepts: Es paßt sich dem Rhythmus des täglichen, maßvollen Aufenthalts im Sanitärbereich an.

Aquananda: Eine letzte Frage: Wie wird sich Ihrer Meinung nach Yoga und das Verhältnis Wasser – Mensch – Yoga in Zukunft entwickeln? Wie sieht Ihre Prognose aus?

Prof. Dr. A. T. Saihtam: Über Zukünftiges zu reden bedeutet spekulieren – etwas, das dem Yogi seit jeher fernliegt. Seine Zeitform ist die Gegenwart. Was zählt, ist das Hier und Jetzt. Das Wesentliche bezogen auf Yoga lautet Präsenz im Präsent. Hier und jetzt, nichts sonst.

Doch als Wissenschaftler und zudem als einer, der im Sternbild Zwilling geboren wurde, kann ich mich durchaus auf diese Frage einlassen. Ein Gedankenspiel, nicht sonderlich relevant, aber auch nicht ohne Reiz. Was wäre wenn und was wird dann sein ...

Wenn wir von den Koordinaten der Vergangenheit ausgehen und gegenwärtige Erfahrungen hinzuziehen, so ist eine Tendenz absehbar, die sich für mich wie folgt darstellt.

Der Yoga-Boom im Westen wirkt zurück auf das Ursprungsland Indien in zweifacher Weise. Die sich gen Westen orientierenden und der Moderne aufgeschlossenen Inder werden im Yoga das aufgreifen, was im Westen aus Yoga zumeist reduzierend gemacht wurde: body styling oder adjuvante Therapie, ein Surrogat für verlorene Werte und – eine solide Einnahmequelle. Parallel dazu ist ein Erstarken klassischer, ursprünglicher Yogapraxis zu erwarten, wie es auch im Westen vereinzelt sich herausgebildet hat – als ganzheitliche Lebensweise.

Im Westen hingegen wird sich vermutlich – wie es auch Aqua-Yoga° indiziert – die Anwendung weiter auffächern in neue Arten, Sparten, Spezialisierungen, Mischformen, Kombinationen, begleitet von dem üblichen Auf und Ab an medialer Zuwendung und Ablehnung.

Ein ganz eigener Kreislauf von Renaissance zu Renaissance, von Wiedergeburt zu Wiedergeburt: Zunächst total im Trend, dann »hip« und »mega-in«, schließlich »out« und Gähn, der Schnee von gestern. Zehn bis fünfzehn Jahre später die Silbe Neo davorgesetzt, und der Schnee von gestern ist wieder voll Kult.

Wann bei diesem Rotationsprinzip die Wasserreserven zur Neige gehen und der Mensch als Gattung, seiner selbst überdrüssig, abdanken wird, bleibt auf der Zeitachse derzeit offen und ist nur vage prognostizierbar. Als Quintessenz des permanenten Hanges zur Übertreibung ist das Finale absehbar.

Aquananda: Doch noch eine allerletzte, ganz persönliche Frage. Sie sind an der sonnigen Südküste Indiens aufgewachsen und an Temperaturen um die 40° C gewöhnt. Was um alles in der Welt hat Sie in den arschkalten Norden Europas verschlagen?

Prof. Dr. A. T. Saihtam: (lacht) Wissen Sie, nach 24 Jahren Hitze und Monsun stand mir der Sinn ebenso nach Veränderung, wie viele Menschen aus den kühlen Regionen des Westens eine Sehnsucht nach Sonne und Wärme entwickeln und die Wintermonate an den Stränden Indiens verbringen. Meine erste Station in der westlichen Welt war ja zunächst London. Danach war ich dienstlich mehrfach unterwegs und habe durch meine Affinität zum Meer eine Sympathie für Skandinavien entwickelt. Als ein entsprechendes Angebot aus Reykjavik kam, habe ich dem zugestimmt und bis heute nicht bereut. Apropos Reykjavik. Kennen sie Björk? Das wird Sie jetzt vielleicht überraschen, aber ich mag ihre Musik sehr ...

Aquananda: (lacht) Ja, sie ist großartig. Klein aber großartig.

Prof. Dr. Saihtam, es war mir eine Freude, mit Ihnen zu reden! Vielen Dank für das Gespräch.

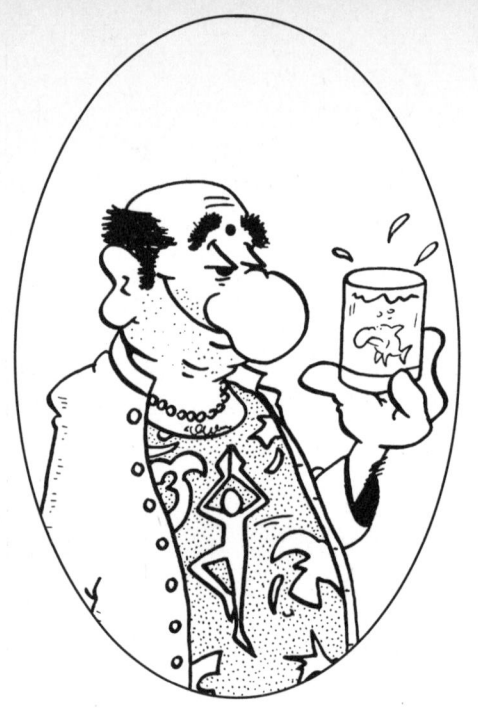

Prof. Dr. A. T. Saihtam, 1914 in Mysore/Karnataka geboren; ging 1938 nach London, wo er Biologie und Psychologie studierte und Sigmund Freud traf; lehrte an verschiedenen skandinavischen Hochschulen und veröffentlichte u. a. »Fließen«, und »DaSeins-Analysen« (beide Werke vergriffen). Lebt und lehrt am Institut für Meeresforschung in Reykjavik sowie als Gastprofessor in Berlin und Greifswald.

Kommentierte Literaturhinweise

(Die Top ten des Yoga, zwei Anwärter und die Top ten der Yoga-Peripherie, jeweils alphabetisch geordnet)

Die Top ten des Yoga

Anstatt eine mehrseitige Literaturliste zu erstellen, die zwar einigermaßen beeindruckt, mit der du aber im Prinzip nichts anfangen kannst bzw. von der viele Titel längst vergriffen sind, sollen hier nicht mehr als zwanzig weiterführende Bücher empfohlen werden. Dies sind gewissermaßen Standardwerke, die zum einen von mir kommentiert werden und zum anderen noch über den Buchhandel erhältlich sind.

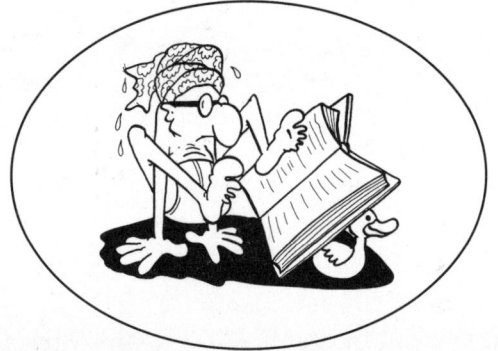

- BDY (Hrsg.), **Der Weg des Yoga – Handbuch für Übende und Lehrende**, Petersberg 1991
  Ein solider Überblick von einer ganzen Reihe qualifizierter Autoren über Stile, Schulen und Persönlichkeiten, über Geschichte und Quellentexte, über didaktische Aspekte und verwandte Übungs-

weisen des Yoga. Durch umfangreiche Register und Literaturverzeichnisse auch als Nachschlagewerk nützlich. Lediglich das Layout läßt zu wünschen übrig.
Illustrationen: mager; Fotos: keine

- **Desikachar, T.K.V.: Yoga – Tradition und Erfahrung, Die Praxis des Yoga nach dem Yoga des Patanjali;** Petersberg, 1991
  * Leider ohne überschaubare Gliederung und ohne Register und somit weder als Nachschlagewerk noch für den regelmäßigen Gebrauch oder als Praxishandbuch nutzbar, a b e r substantiell, gescheit, ein Grundlagenbuch, um sich darüber klarzuwerden, worum es eigentlich geht und wie die Praxis sinnvoll anzugehen ist; eine wichtige Ergänzung zu jeder Art Unterrichtspraxis oder zu Übungsanleitungen, viel Hintergrund.
  Illustrationen: sparsam; Fotos: zwei

- **Eliade, Mircea: Yoga – Unsterblichkeit und Freiheit;** Frankfurt am Main 1988
  * Nicht so flüssig und elegant wie Heinrich Zimmers »Philosophie und Religion Indiens« (siehe Top ten der Yogaperipherie), aber dennoch profund, gründlich, wissenschaftlich; eine Fundgrube, wenn es um Historie und Quellentexte geht; allein die Bibliographie umfaßt 38 Seiten.
  Illustrationen: keine; Fotos: keine

- **Feuerstein, Georg: Encyclopedic Dictionary of Yoga,** London 1990
  * Für jene, die der englischen Sprache mächtig sind und im Fall einer Bestellung eine Wartezeit von zwei bis drei Monaten ertragen können: ideales Nachschlagewerk; hier findet jeder jedes yogarelevante Detail von Abandonment bis Zest (»zeal«).
  Illustrationen und Fotos: einige; Layout und Druckqualität könnten besser sein, aber das Bild-Text-Verhältnis stimmt

- **Hepp, Hedwig & Jain, Mukesh: Yoga als adjuvante Therapie;** Stuttgart 1998
  * Akademisch und sprachlich entsprechend vornehm steif mit klar definierter Zielgruppe: aufgeschlossene Schul-Mediziner, aber auch für alle medizinischen Laien, die Yoga primär als Prophylaxe oder als Therapeutikum nutzen, geeignet; was eine Spondylitis ankylosans oder eine Hypercholesterinanämie ist, kann man gegebenenfalls im Pschyrembel oder im Fremdwörterbuch nachschlagen.
  Illustrationen: keine; Fotos: zu fast jeder Übung

- **Iyengar: Licht auf Yoga/Das grundlegende Lehrbuch des Hatha-Yoga mit einem Vorwort von Yehudi Menuhin;** Bern-München-Wien 1993
  * Maßgebliches Standardwerk, 1966 erstmals in London erschienen; der inzwischen 84jährige Yogameister zeigt selbst, wie es aussehen müßte. Jede der vorgestellten Haltungen (âsana) hat eine Schwierigkeitsgradkennziffer, der höchste Schwierigkeitsgrad ist 60 für Tiriang-Mukhottânâsana.
  Illustrationen: keine; Fotos: 600 S/W-Aufnahmen

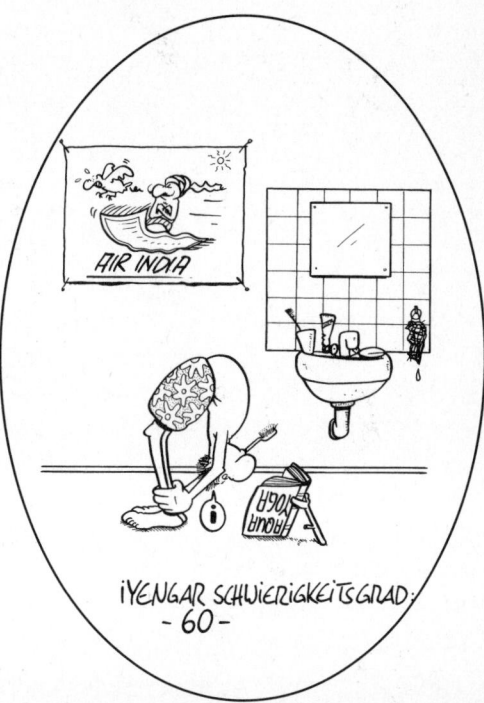

- Janakananda: Yoga, Tantra und Meditation im Alltag, Hamneda 1994
  * Janakananda hat in der Tradition des Swami Satyananda Saraswati d i e Yoga-institution in Skandinavien mit Ableger in Deutschland (Hannover) gegründet.
  Illustrationen: Mandalas und Symbole; Fotos: reichlich S/W

- Traudl & Walter Reiner: Yoga für Katzen, München 1989
  * Sind Katzen so beweglich, weil sie den Anweisungen dieses Buches stets Bild für Bild folgen, oder wurde die Idee von der »Großen Katze« gechannelt? 72 Seiten Hatha-Yoga-Positionen Step-by-Step, da wissen Muschi und Maunzi sofort, was zu tun ist.
  Illustrationen: Vom Feinsten und in Farbe; Fotos: Fehlanzeige; Text: rund um die 100 Wörter müssen genügen

- Sivananda Yoga Zentrum (Hrsg.): Yoga für alle Lebensstufen – in Bildern, München 1991
  * Geschmackvoll aufgemacht; gut geeignet für den Einstieg und mit ein paar Einschränkungen für das Selbst-studium.
  Illustrationen und Fotos auf fast jeder Seite; die Fotos mal getönt, mal mit Weichzeichner und oft in Farbe, richtig schön

- Trökes/Tatzky/Pinter-Neiße: Theorie und Praxis des Hatha Yoga, Petersberg 1995
  * Ein kompaktes und solides Standardwerk mit einer Menge kleiner S/W-Fotos und Hintergrundinforma-tionen sowie präzisen Übungsanleitun-gen mit dem Schwerpunkt »Energie«.
  Illustrationen: ein Dutzend; Fotos: reich-lich 8 x 8 cm

In diesem Jahr wird es zwei weitere, innovative Neuerscheinungen zum Thema »Yoga« geben, die – als potentielle Anwärter auf die »Top ten der Yogaliteratur« – hier kurz vorgestellt werden sollen. Dies sind:

- **Richie Mahalinga: Hoch hinaus mit Fly-Yoga – Die geheimen Techniken der yogischen Flieger, Hrsg. »Freunde der Luft e. V.«,** Frankfurt/Main 2000
  * Fliegen lernen mit Fly-Yoga ist kein Yoga für Piloten, sondern versetzt Otto Normalo in die Lage, das von der Naturgesetzpartei bekannte »yogische Fliegen« zu praktizieren. Wie das Abheben von der Matte funktioniert, wird Schritt für Schritt erklärt und mit entsprechenden Übungen begleitet. Für das finale Abheben werden Schaumstoffmatten respektive ein Trampolin benötigt.
  Illustrationen: zu jeder Übung eine Zeichnung; Fotos: zwei auf dem Cover

- **Ada und Alexander Mösl: Yoga mit der Maus, CD-ROM & Handbuch,** München 2000
  * Ein zumindest in Deutschland irritierender Titel, da es im Fernsehen die Kult-Sendung »Mit der Maus« gibt. Was hier aber beschrieben wird, sind Übungen mit und durch die PC-Maus, also Yoga per Mausklick. Zum Anschauen und als Anregung; auch ein Schonprogramm für das Handgelenk ist dabei.
  Illustrationen: mit jedem Klick ein Bild; Fotos: im Schlußkapitel »Stile und Personen« zu jedem Stil und jeder Person ein Foto

Die Top ten der Yoga-Peripherie

- **Berendt, Joachim-Ernst: Nada Brahma/ Die Welt ist Klang,** Reinbek bei Hamburg 1994
  * Wer etwas über den Tempel im Ohr, über das Hören und die Stille, über OM und den Sound im Bauch erfahren will – in diesem Buch hat JE Berendt beein-

druckend, ambioniert und verständlich über den Klang als Energieträger und die Bedeutung der Mantra geschrieben; Zitate und Musikempfehlungen crossover, Einsichten eines Grenzgängers.

Ein halbes Jahr nach Erscheinen seines letzten Buches »Es gibt keinen Weg. Nur Gehen« bei Zweitausendeins, in dem er seine spirituellen Erfahrungen mit und in der Natur schildert, verstarb der deutsche »Jazzpapst« und Wanderer zwischen den Klangwelten ausgerechnet infolge eines Verkehrsunfalls (am 04. Februar 2000 in Hamburg).

- **Feuerstein, Georg: Gott und die Erotik/Spirituelle Dimensionen der Sexualität**, München 1993
  * Ein Buch, das in unserer Epoche des sexuellen »Overkills« Pflichtlektüre werden sollte – einerseits, um zu helfen, den oktroyierten Streß abzubauen, andererseits, um den Weg zu zeigen von einer Quantität zur Qualität; auch dies ein kultureller Grenzgang zwischen Ost und West, zwischen Alter und Neuer Welt, vielschichtig und überzeugend.

- **Fromm, Erich: Haben oder Sein**, Stuttgart 1987
  * Brillante Studie über Orientierung des Menschen, soziologisch und psychologisch, verständlich und oft übereinstimmend mit den unter yama und niyama beschriebenen ethischen Richtlinien des Yoga. Erich Fromm, dieser kritisch analysierende und dennoch stets konstruktive Geist, wäre in diesem Jahr übrigens 100 Jahre geworden.

- **Goleman, Daniel: Wege zur Meditation**, München 1997
  * Der amerikanische Psychologe (Autor des Bestsellers »Emotionale Intelligenz«) Daniel Goleman widmet sich in diesem bereits 1988 erstmals veröffentlichten Werk den vielschichtige Aspekten der Meditation, quer durch alle Kulturen. Patanjalis Ashtanga Yoga wie auch Tantra und Kundalini-Yoga gehören dazu.

- **Mittwede, Martin: Spirituelles Wörterbuch Sanskrit-Deutsch,** Bonn 1992
  * Wer tiefer in den Yoga und/oder die indische Geisteswelt einsteigen möchte, kann hier ganz ohne Sanskritstudium nachschlagen, was sich hinter den Begriffen und Schlagworten verbirgt; da es oft mehrere und unterschiedliche Bedeutungen von Sanskritworten gibt, hilft dieses Buch beim Durchblick(en).

- **Osho: Leben Lieben Lachen,** Zürich 1996 oder **Das Buch der Heilung,** Zürich 1994
  * In den letzten Jahren seines von 1931 bis 1990 währenden Lebens ziemlich durch den Wind, war dieser Philosoph und Meditationslehrer doch in der Blüte seines Lebens ein witziger Freigeist und inspirierender Meditationslehrer; wer für sein Seelenheil keine klaren Abgrenzungen braucht und differenzieren kann, wird in diesen mit Witzen und Anekdoten reichlich gespickten Aufzeichnungen von Vorträgen und Zusammenkünften viele Anregungen und Weisheiten finden. Eine von Osho vorgetragene Anekdote zielt auf Bad & WC und soll deshalb hier wiedergegeben werden: »Eine fliegende Untertasse landet eines Tages im Garten von Susi Rosenbaum, mitten im Dahlienbeet. Zuerst gibt es ein schwirrendes Geräusch, und dann taucht ein seltsames violettes Männchen aus der Luke an der Bordwand auf. Es steuert geradewegs auf Susis Hintertür zu und klopft höflich an. Susi öffnet die Tür, überblickt schnell die Lage und sagt: ›Oh, du kommst aus der fliegenden Untertasse?‹ ›Mmh‹, antwortet das Männchen, wie unter Schmerzen. ›Kommst du etwa vom Mars?‹ fragt Susi. ›Mmh‹, wiederholt das Männchen mit einer Grimasse. ›Wie lange hast du bis hierher gebraucht? Zehn Jahre?‹ fragt Susi. ›Mmh.‹ ›Zwanzig Jahre?‹ ›Mmh‹, sagt das Männchen mit schmerzverzerrter Miene. ›Zwanzig Jahre! So lange bist du schon unter-

wegs?‹ ›Mmh‹, nickt das Männchen wütend. ›Und was kann ich für dich tun?‹ fragt Susi. Da öffnet das Männchen den Mund und sagt mit letzter Kraft: ›Kann ich bitte mal aufs Klo gehen?‹

- PETA (Hg.): Veganissimo,
Waldfeucht 1997
* Sympathische Promis wie Paul Mc Cartney, Tatjana Patitz, Moby und k.d. lang sagen, weshalb sie sich vegan ernähren, und offerieren leckere Rezepte. PETA wurde 1980 gegründet und ist mittlerweile die größte internationale Tierrechtsorganisation mit einer halben Million Mitglieder weltweit. PETA bedeutet »People for the Ethical Treatment of Animals«.

- Weil, Andrew: Heilung aus eigener Kraft, München 1997
* Wer sich jemals kritisch oder auch nur skeptisch mit den Gepflogenheiten der Schulmedizin auseinandergesetzt hat, bekommt hier von kompetenter Seite Informationen, alternative Ratschläge und Ermutigung.
Zu den alternativen Ansätzen gehören auch Atemübungen und Yoga.
Dr. Andrew Weil hat auch im Internet Sprechzeit und ist dort über www.drweil.com zu erreichen.

- Wilber, Ken: Vom Tier zu den Göttern, Freiburg 1997
* Der »Big Thinker« (Titelgeschichte der US-Zeitschrift Shambhala Sun) hat sich in von Buch zu Buch umfangreicheren Werken mit den Spektren des Bewußtseins, mit dem holographischen Weltbild und den Gemeinsamkeiten von Religion und Wissenschaften befaßt und dabei eine Fülle von Wissens- und Glaubensgebieten angezapft. Allerdings keine leichte Lektüre, weshalb es von jeder Ausgabe eine verständliche Light-Fassung gibt. Hier wurde von Edith Zundel das Wesentliche des voluminösen Gesamtwerkes zusammengefaßt.

- **Zimmer, Heinrich: Philosophie und Religion Indiens;** Frankfurt am Main 1988

  * Daß die Encarta von Microsoft noch immer nicht zwischen Indianern und Indern zu unterscheiden weiß, zeigt sie 500 Jahre nach dem Irrtum von Christoph Kolumbus Jahr für Jahr in ihrem sonst beachtlichen Nachschlagewerk. Dort steht über den deutschstämmigen Indienkenner und Religionsphilosophen Heinrich Zimmer, der in den Jahren vor seinem Tod (1943) in Oxford und an der Columbia Universität gelehrt hatte: »Er (Joseph Campell, d. A.) gab auch Arbeiten des deutschen Gelehrten Heinrich Zimmer**mann** über Kunst, Mythen und Philosophie der **Indianer** heraus.« (Die Hervorhebungen stammen **nicht** von Microsoft!)

  Das 595 Seiten umfassende Standardwerk »Philosophie und Religion Indiens« befaßt sich mit den Grundlagen der indischen Philosophie, im dritten Teil werden Geschichte und Grundzüge des Jainismus, Brahmanismus, Tantra, Sânkhya und Yoga überzeugend dargelegt.

Bei allen Yogaperipheriebüchern gibt es – bis auf Veganissimo – weder Illustrationen noch Fotos).

Häufig gestellte Fragen

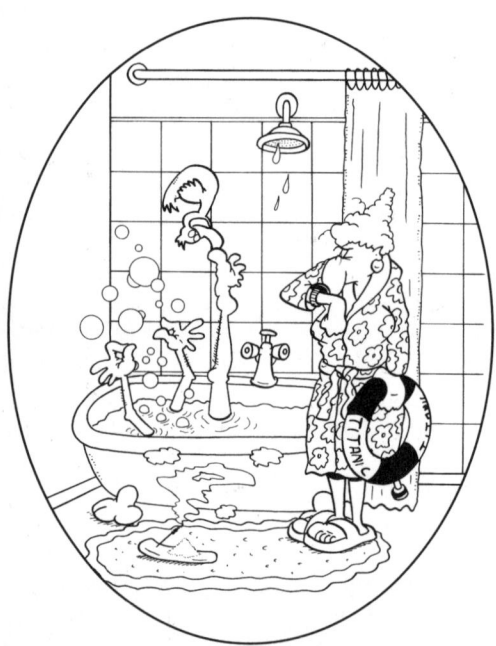

Ich lebe allein. Mein Bad ist 1,86 m^2 groß, also winzig. Kann ich trotzdem Aqua-Yoga° praktizieren?

→ Aber ja. Vorausgesetzt, die Deckenhöhe liegt über 2,40 Meter, sind zum Beispiel alle Dehnübungen nach oben möglich. Statt der Vorwärtsbeuge im Sitzen mit gestreckten Beinen können Sie die Übung auch vom WC-Becken aus praktizieren. Gehen Sie wie folgt vor:

- Sitzen Sie zunächst aufrecht.
- Die Füße stehen parallel auf dem Boden.
- Schieben Sie die Füße ein, zwei Handspannen nach vorn, und beugen Sie sich mit geradem Rücken behutsam vornüber.
- Berühren Sie mit den Fingerspitzen die Füße.
- Lassen Sie den Kopf ganz locker und entspannt.
- Versuchen Sie, die Füße weiter nach vorn zu schieben und dabei die Finger an den Füßen zu lassen.
- Achtung! Wenn Sie das Gefühl haben, Sie kippen jetzt gleich nach vorn, dann stop

pen Sie die Vorwärtsbeuge unverzüglich. Richten Sie sich einatmend langsam auf.

Unter welchen Umständen sollte ich auf Aqua-Yoga° unbedingt verzichten?

→ Sobald Sie sich im Bereich zwischen alkoholisiert und volltrunken befinden, ist von Aqua-Yoga° dringend abzuraten. Die Koordination der Bewegungen gelingt nur noch in geringem Maße, Frustrationen sind vorprogrammiert, die Unfallgefahr ist groß.

Wenn Sie klar im Kopf sind, sich aber in einer körperlichen oder psychischen Verfassung befinden, in der Ihnen weder nach Duschen noch Baden zumute ist – verzichten Sie auf Aqua-Yoga°. Auch wenn das Wasser abgesperrt ist und Sie einen großen Übungsdrang haben, verzichten Sie auf alle Übungen, die mit »Unter der Dusche« oder »In der Wanne« überschrieben sind. Aber wenn Sie gesund und nüchtern sind und duschen oder baden, dann üben Sie Aqua-Yoga°. Komme da, was da wolle.

Ist Aqua-Yoga° ein Verein, wo ich Beitrag zahlen muß?

→ Nein, ist es nicht. Aqua-Yoga° ist einfach ein Zyklus von Vorschlägen, wie Sie Ihre Zeit in Bad & WC ganzheitlich, d. h. gewinnbringend für Körper, Geist und Seele, verbringen können. Dafür brauchen Sie lediglich dieses Buch. Sonst nichts und niemanden. Es sei denn, Ihr Gedächtnis ist richtig schlecht. Dann empfiehlt sich eine wasserfeste Folie mit den Übungsanleitungen, die Sie dann auch unter der Dusche oder in der gut gefüllten Wanne benutzen können.

Muß ich mir all die komplizierten Sanskritbegriffe merken?

→ Ebenso wenig oder ebenso viel wie all die komplizierten Lateinbegriffe für die Pflanzen in Ihrem Park oder all die komplizierten Englischbegriffe für die schöne Neue Computerwelt. Begriffe verhalten sich zur Realität ohnehin wie die Landkarte zur Landschaft. Sie geben in einem gewissen Maßstab (1:175000) eine Orientierung. Mehr nicht. Die

Landkarte lernen Sie ja auch nicht auswendig, oder? Oder halten Sie den dünnen schwarzen Strich auf der Karte für die wirkliche Straße?

Soll ich meine Uhr bei den Übungen in der Wanne umbehalten oder nicht?

→ Vorausgesetzt die Uhr ist wasserdicht, spricht nichts dagegen, sie unter der Dusche bzw. in der Wanne am Handgelenk zu belassen. Wann immer Sie aber das Gefühl haben, daß es stört, entfernen Sie die Uhr augenblicklich. Für die Übungen ist eine Uhr nicht notwendig, da alle Zeiteinheiten in Atemzügen oder zu zählenden Ziffern angegeben sind.

Aber: Wenn Sie nicht allein leben bzw. wenn Sie alleine leben und Gäste haben, so behalten Sie die Zeit im Auge. Dies ist nicht nur im Sinne Ihrer Mitbewohner und/oder Gäste, es ist auch im Sinne des Aqua-Yoga°. Rücksichtsloses Verhalten und Vergeudung liegen dem Aqua-Yoga° fern.

Wird mein Wasserverbrauch durch regelmäßiges Üben von Aqua-Yoga° steigen?

→ Es ist ja gerade der Vorzug des Aqua-Yoga°, daß genutzt wird, was in diesem Moment ohnehin zur Verfügung steht: Zeit, Ruhe, Wasser. Erst wenn das Üben obsessiv wird, also nicht zu Reinigungszwecken gebadet wird, sondern um Aqua-Yoga° zu praktizieren, wird natürlich auch der Verbrauch des Wassers steigen. Das Konzept des Aqua-Yoga° beruht darauf, daß Sie das Vorhandene, natürlich Gegebene nutzen. Wenn Sie die Umstände künstlich und obsessiv herstellen, ist es zwar immer noch Aqua-Yoga°, aber die Vorzüge des ursprünglichen Konzepts werden eingeschränkt.

Meine Ehe steht nach 20 Jahren kurz vor dem Aus. Läßt sich unsere Beziehung durch Aqua-Yoga° oder eine andere Yoga-Art unter Umständen noch retten? Wie wirkt sich Aqua-Yoga° auf meine Partnerschaft aus?

→ Aqua-Yoga° ist – wie jede andere Art Yoga auch – ein Übungsweg, um unabhängig zu werden. Wenn die Beziehung von Zwängen geprägt war, wird Yoga die

Auflösung möglicherweise beschleunigen. Wenn sie aber von Souveränität geprägt war, könnte (könnte!) Yoga die Beziehung auch festigen. Es hängt ganz von der Art der Beziehung und vom Partner ab. Ist Ihr Partner ein militanter, schnitzelverzehrender und fernsehsüchtiger Yogahasser, wird sich Aqua-Yoga° nicht sehr günstig auf Ihre Zweisamkeit auswirken – es sei denn, Sie üben heimlich. Wie auch immer die Konstellation sein mag, sicher ist, daß Aqua-Yoga° Veränderungen mit sich bringt. Aqua-Yoga° – und die Langeweile ist beschäftigt.

Ich bin gerade 79 geworden und habe von meinem Enkel von Aqua-Yoga° erfahren. Bin ich schon zu alt dafür? Gibt es da eine Altersgrenze? Und was müßte ich beachten, wenn ich damit anfange?

→ Glückwunsch zu Ihrem 79sten und Grüße an Ihren Enkel. Daß Sie fragen, ist an sich schon ein gutes Zeichen. So lange Sie fragen, können Sie auch mit etwas Neuem beginnen. Das Motto »Lieber spät als gar nicht« gilt auch für Aqua-Yoga°.

Ein amerikanisches Lifestyle-Magazin schrieb neulich, daß die sicherste, großartigste, risikofreieste Zauberformel für Schlank-werden-schlank-bleiben »Yoga« lautet. Ist da was dran und gilt dies auch für Deutschland?

→ Wir hinken den Trends aus den USA ja meistens zwei, drei Jahre hinterher. Warum dies so ist, kann ich nur spekulieren. Trotz E-Mail und ISDN lange Leitungen in den Redaktionsbüros? Sie können also bis 2002 warten, bis das Thema »Yoga als Schlankmacher« auch hier von *Maxl, LarGo* und *Mega-Illu* entdeckt wird, oder Sie probieren es einfach aus und bewerten das Ergebnis selbst.

Eine Kollegin, die öfter mal in der Volkshochschule Yogakurse mitmacht, erzählte mir, daß der Kopfstand die wichtigste aller Yogaübungen sei, sozusagen die Krönung aller Stellungen. Nun ist es aber so, daß mir bei jeder Umkehrhaltung schwummerig wird. Soll ich mich trotzdem zum Kopfstand zwingen?

→ Eine Kaffeedose, auf der Krönung steht, enthält doch nicht automatisch das

Beste, was es an Kaffee gibt. Sie können froh und zufrieden sein, wenn da überhaupt Kaffee drin ist. Das Etikett ist das eine, der Inhalt das andere. Das ist beim Kaffee dasselbe wie beim Kopfstand. Was ist daran »Krönung«, wenn sich der Kopf dort befindet, wo normalerweise die Füße sind? Wenn Sie lange auf einer Stelle stehen, schwellen Ihnen die Füße an. Wollen Sie einen geschwollenen Kopf? Wenn Sie gute Erfahrungen mit dem Kopfstand machen, weil Sie die Welt mal andersherum sehen und die Organe in Ihrem Körper andersherum hängen, dann machen Sie den Kopfstand. Wenn Ihnen schwummerig wird, hat es keinen Sinn, sich in die Dose mit der Aufschrift »Krönung« zu zwängen.

Wird Aqua-Yoga° von der Schulmedizin anerkannt, und übernimmt die Krankenkasse die Kosten für Yogakurse, Seminare und Workshops?

➜ Es gab eine Zeitlang beides. Anerkennung durch Schulmediziner und Kostenübernahme durch die Krankenkassen. Doch irgendwann war ein Punkt erreicht, da Gesundheitsminister und die Kassen außerstande waren, zwischen Kaffeekränzchen, Töpferkurs und prophylaktischem Yoga zu unterscheiden. Dieser Mangel an Differenzierungsfähigkeit ging und geht zu Lasten der Mitglieder. Und so geht Symptombehandlung oft vor Ursachenbekämpfung: Pillen einwerfen siegt, vernünftige Prophylaxe fliegt.

Meine Gedanken schweifen beim Üben oft ab. Mitten im Schmetterling z. B. muß ich plötzlich an Verona Feldbusch und ihr mangelhaftes Deutsch denken oder an diese Frau, die nach 14 Jahren aus dem Koma erwacht ist. Wie komme ich dagegen an?

➜ Nicht dagegen ankämpfen! Wenn Verona kommt, lassen Sie sie kommen. Kommen lassen, gehen lassen. Kommen lassen, gehen lassen. Und beobachten, wie sie kommt und wie sie geht (Je weniger Sie sich dagegen wehren, daß sich Verona Feldbusch mit ihrem mangelhaftem Deutsch aufdrängt, um so seltener wird sie stören). Das gleiche mit der Frau, die aus dem Koma erwachte. Lassen Sie den Gedanken an diese Frau zu. Einfach kommen und gehen lassen.

Das ist der eine, der vernünftige Ansatz. Eine andere Möglichkeit wäre, den Fernseher vor das Haus zu stellen und einen Zettel anzubringen: Take it, don't break it. Oder: Neuwertig, aber er stört. Garantieunterlagen bei XY.

Kürzlich hat in einer Talkshow des MDR ein aus Indonesien stammender und in Berlin lehrender Professor behauptet, er sei bereits als Yogi zur Welt gekommen. Ist das ein weiterer, seltener Fall von Wunderkind, oder wird man automatisch als Yogi geboren, wenn die Eltern Yogis sind? Und heißt das, wenn ich regelmäßig übe, kommt bei meiner nächsten Geburt so ein Knotenmann zur Welt?

➤ Ebensowenig wie jemand als Serientäter oder Serienheld zur Welt kommt, ist irgendwer Yogi von Geburt an. Yoga ist kein spezielles Gen und auch kein vererbbarer Adelstitel. Sie praktizieren Yoga, dann sind Sie Yogi. Und wenn nicht, dann nicht.

Stimmt es, daß bestimmte Yogapraktiken die sexuelle Potenz erheblich fördern?

➤ Dies trifft zu. Yoga bedeutet beides: Ein freies, besseres Fließen der vorhandenen Energie und einen Zuwachs an Energie. Ein Zuwachs und freierer Fluß von Energie bedeutet mehr Potenz. Darüber hinaus wird durch bestimmte Haltungen der Beckenbereich aktiviert. Die Möglichkeiten und die Erlebnisfähigkeit werden gesteigert. Die Konsequenz: Eine Potenzierung der Potenz.

Ist Aqua-Yoga° eine Sekte?

➤ Sekte heißt ja nicht weiter als eine kleine Gruppe, die eigene Weg geht und nichts mehr mit der großen Gruppe zu tun haben will. Das ist in der Regel auf Religionsgruppen bezogen und mit Ängsten und negativen Schlagzeilen besetzt. Beim Yoga handelt es sich in dreifacher Hinsicht um das Gegenteil! Erstens ist Yoga keine Religion und auch an keine Religion gebunden. Zweitens ist Yoga keine Reform- oder Abspaltbewegung. es gibt verschiedene Arten des Yoga, verschiedene Schulen, verschiedene Lehrer – aber keine große Gemeinschaft und abtrünnige Gruppen, wie es bei der Kirche der Fall ist. Drittens ist Yoga weder mit Angst noch mit negativen Schlagzeilen besetzt. Wer in der Werbung oder in der Medienbranche ein Symbol für Ruhe, Ausgeglichenheit und Körperbeherrschung sucht, wählt häufig jemanden, der (meist *die*) Yoga übt.

Gerade beim Yoga wird großer Wert auf die eigene Erfahrung gelegt. Auch beim Gruppenunterricht übt jeder konzentriert für sich. Ein denkbar schlechter Nährboden für Sektenstrukturen.

Was tun bei Stromausfall?

→ Stromausfall ist in Indien Alltag. Sie werden sich schnell daran gewöhnen müssen oder wieder abreisen. Stromausfall im Westen ist derart unwahrscheinlich, daß Sie keine besonderen Maßnahmen für den Fall der Fälle ergreifen müssen. Sollten Sie doch einmal während der Aqua-Yoga°-Praxis im Bad überrascht werden, so bewahren Sie die Ruhe, atmen Sie tief in den Bauchraum, und kommen Sie bewußt langsam in die Ausgangshaltung. Aus dieser Ausgangshaltung heraus tasten Sie nach alternativen Lichtquellen wie Kerzen und Taschenlampe.

Wo bekomme ich Rat und Unterstützung?

Fragen Sie bei der Auskunft nach den Anonymen Aqua-Yogis, rufen Sie in der Geschäftsstelle des Berufsverbandes der Yogalehrenden in Deutschland an (Tel: 05 51 / 4 88 38 08), oder schauen Sie ins Netz der Netze unter w w w . y o g a . d e

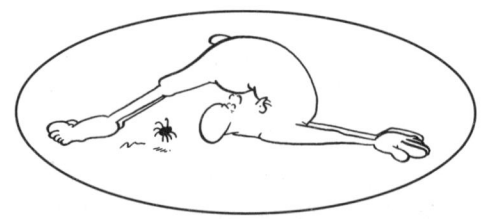

Glossar

(mit Erläuterungen und Ratschlägen)

ânanda (sanskr.) – Wonne, Glückseligkeit

Agni (sanskr.) – Feuergott, Fachbegriff für das Verdauungsfeuer

âsana (sanskr.) – dritte Stufe des achtstufigen Ashtanga- und Rajayoga; alle Welt westlich von Bombay hält diese Stufe für die ganze Treppe; wörtlich bedeutet âsana »Sitz« oder »Körperhaltung«

aquarius (engl.) – Wassermann (Sternbild); auf das schönste im Musical »HAIR« besungen, siehe auch »Wassermannzeitalter«

Ayurveda (sanskr. »Wissen vom Leben«) – Gesundheitssystem der Inder, Alternative zur Schulmedizin; im Westen exklusiv und teuer, aber schwer im Kommen

bhoga (sanskr.) – Genuß, sinnliche Freude

drugs (engl. »Drogen«) – einst schrieb Karl Marx »Religion ist Opium für das Volk«; mittlerweile ist es gerade andersherum: »Opium ist die Religion für das Volk«; ob Bier, Crack, Hasch, Kaffee, Kokain oder Zucker – Drogen sind in, keine Sportsendung ohne Bierwerbung, keine taz ohne Plädoyer für Hanf & Hasch & Co. Aleister Crowley, der 1948 verstorbene Junkie von trauriger Berühmtheit, hat auch

Vorlesungen über Yoga gehalten, die 1988 in Deutschland publiziert wurden; der einzig relevante Satz darin lautet: »Vergessen wir also diesen ganzen Mist«, und ist auf die Vorlesungen selbst anzuwenden.

Ekstase (griech.) – Verzückung; außer sich sein

energetisch (griech.) – auf den Aspekt der Energie als Wesen aller Dinge bezogen

Erleuchtung – Stufe 8 des Ashtanga- und Rajayoga

Fakir (arab.) – indischer Jahrmarkts-Asket und das pure Gegenteil vom Aqua-Yogi

flowerpower (engl.) – wird meist mit den Hippies assoziiert, hat seine Wurzeln aber in Indien und ist dort immer noch angesagt; Blumen haben in Bad & WC keine Chance, aber ein Foto oder ein Strauß Trockenblumen tut's auch

Ganesha (sanskr.) – Elefantengott, Sohn des Gottes Shiva; er ist der Gott der Weisheit und hilft, Hindernisse zu beseitigen

Ganga/Ganges – heiliger Fluss in Indien, die natürliche Badewanne vieler Inder

Glossar (griech.) – erklärendes Verzeichnis von nicht jedem geläufigen Fachbegriffen, Insidervokabeln und Wortwendungen; ist in jedem guten Yogabuch zu finden

Guru (sanskr. »Lehrer, Meister«) – im Westen durch einseitige Reportagen und latente Fremdenfeindlichkeit in einflußreichen Medien verpönt; Feindbild, das von sogenannten Sektenexperten wegen Besitzstandswahrung der Kirche gepflegt wird; die Kultur des gepflegten Egoismus und grassierende Respektlosigkeit verhindern jedes Verständnis für ein langfristiges Lehrer-Schüler-Verhältnis (guru-chela); für Aqua-Yoga° unerheblich, da Yoga für Bad & WC im Selbststudium betrieben wird und keinen Guru voraussetzt.

Handy (engl. – »griffbereit, bei der Hand«); »Hallo, Jeanine, ich bin jetzt unten am Briefkasten und müßte so in einer Minute oben sein. Ich ruf dich noch mal vom zweiten Stock aus an. Tschaui.«

Aber es soll ja auch Situationen geben, wo ein Handy Sinn macht. Wenn Du zum Beispiel als

Single im Bad eigene neue Yoga-Haltungen ausprobierst, könnte es unter Umständen hilfreich sein, wenn ein Handy zur Verfügung steht.

Imagination – Fähigkeit, sich etwas vorzustellen; Basiselement von Kreativität

Ingwer (sanskr.) – sowohl als Gemüse als auch als Tee oder Gewürz zu verwendendes, die Verdauung förderndes Mittel; stimuliert diversen Quellen zufolge zudem die sexuelle Potenz

jala (sanskr.) – Wasser; schon in der Yoga-Shikha-Upanishad (500 n. Chr.) steht geschrieben, seine Gedanken auf das Wasser auszurichten verleiht übernatürliche Fähigkeiten

karma (sanskr.) – oft mißverstanden als Ballast aus einem früheren Leben, als unabwendbares Schicksal, als Gesellschaftsspiel: »Wenn du nicht spurst, kommst du im nächsten Leben als Wühlmaus zur Welt.« Eigentlich meint es nicht anderes als das Ursache-Wirkung-Prinzip: Wo gehobelt wird, fallen Späne, und wer sich nicht wäscht, wird eines Tages stinken.

kriya (sanskr.) – Bezeichnung für eine religiöse Handlung wie auch für ziemlich abgefahrene Reinigungstechniken im Hatha-Yoga (eine relativ milde Technik ist jala neti, die Nasenspülung mit lauwarmem Salzwasser, siehe auch unter Nasenkännchen)

Loslassen – der Moment des Loslassens, der so wichtig im Yoga ist, ergibt sich in Bad & WC meist von selbst: Du entspannst, du läßt los, du scheidest aus

Matte (slang) – rutschfeste Unterlage in zwei Ausführungen, als beidseitig rutschfeste Gummimatte für den schweißtreibenden Yoga nach Iyengar oder Pattabhi Jois und als flauschige Hochflorausführung für Vini- oder Kuschelyoga; Matten sind bei Aqua-Yoga° überflüssig

Mantra (sanskr. »Denkwerkzeug«) – ein wirkungsvoller Klang, eine Gebetsformel, ein heiliges Wort; irgendwann im Leben fällt die Entscheidung: Manta oder Mantra. Orientiere ich mich primär an Äußerlichkeiten und bin ständig auf Achse oder ist mir die Innenwelt, die Substanz wichtig. Zählt die Schwingung des Motors oder die Schwingungen des eigenen Körpers?

maya (sanskr.) – hat nichts mit der flotten Biene gleichen Namens zu tun, sondern meint »Illusion«, was wiederum auf flotte Bienen des öfteren zutrifft

Meditationsmusik (esoter.) – das allermeiste, was als Meditationsmusik oder Musik für Yoga deklariert ist, kannst du vergessen. Untalentierte Klangtüftler, die mittels Elektronik immer gleiche synthetische Teppiche knüpfen. Aber – es gibt auch erstklassige Musikkonserven, die sich für Yoga und Meditation eignen. An erster Stelle sei »Whale Songs« von David Britten genannt, weil es richtig gut zum Bad in der Wanne paßt; ebenfalls hervorragend ist die CD »MONSOON POINT« von Al Gromer Khan und Amelia Cuni, dies ist Meditationsmusik vom Feinsten, ohne daß es irgendwo drauf stehen würde. Wer die Übungen mit Power angeht oder lieber dynamisch meditiert, dem sei Underworld empfohlen; insbesondere das Doppelalbum »second toughest in the infants« hat richtig gute Tracks

Menstruation – prinzipiell gibt es stets Bedenken bei Umkehrhaltungen wie Kopfstand, Schulterstand und Skorpion; beim Aqua-Yoga° keine Kontraindikationen während der Regel

Moskito (span.) – Yoga schützt auch in Indien nicht vor Stechmücken; in Bad & WC sind sie selten, eher an Tümpeln und Seen; ob innere und äußere chemische Keulen notwendig sind, muß jeder selbst vor Ort entscheiden

mudrâ (sanskr.) – symbolische Geste, von der feinere Bewußtseinsschichten aktiviert werden

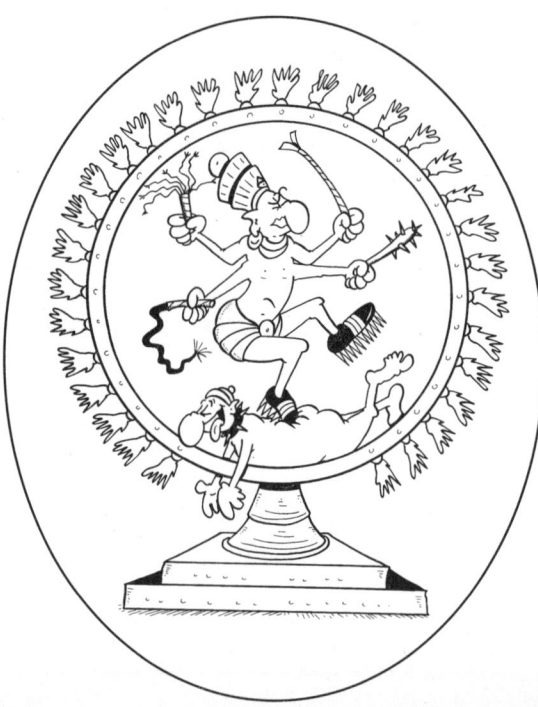

Nasenkännchen – gibt es bei einigen Yogaschulen für 8,- DM bis 80,- DM; mit lauwarmem Salzwasser gefüllt, werden damit die Nasengänge von links nach rechts und von rechts nach links durchspült; hilfreich bei Schnupfen und allgemein erfrischend

Nataraja (sanskr.) – Supersouvenir aus Indien, Gott Shiva tanzt auf Apasmâra, dem Zwerg der Unwissenheit; apasmâras haben einen natürlichen Hang zum Masochismus und sind sehr wandlungsfähig; e i n e Erscheinungsform des apasmâra ist der bei der Kirche angestellte, so genannte Sektenexperte (siehe auch unter Guru)

Obstipation (lat.) – Darmträgheit hat zwei Ursachen: Trägheit und fettes Futter; neben der Beseitigung der Ursachen (Primärtherapie), wobei Aqua-Yoga° gute Dienste leistet, sind Mittel wie Pflaumensaft, Sauerkraut, Sennesblättertee nützlich

OM (sanskr.) – der Laut des Absoluten, selbst Exoterikern geläufiges Mantra; gewichtige Begriffe wie Omnipotenz, Omega, Omlett, Ombudsmann und Omnizid beginnen mit dieser gehaltvollen Silbe.

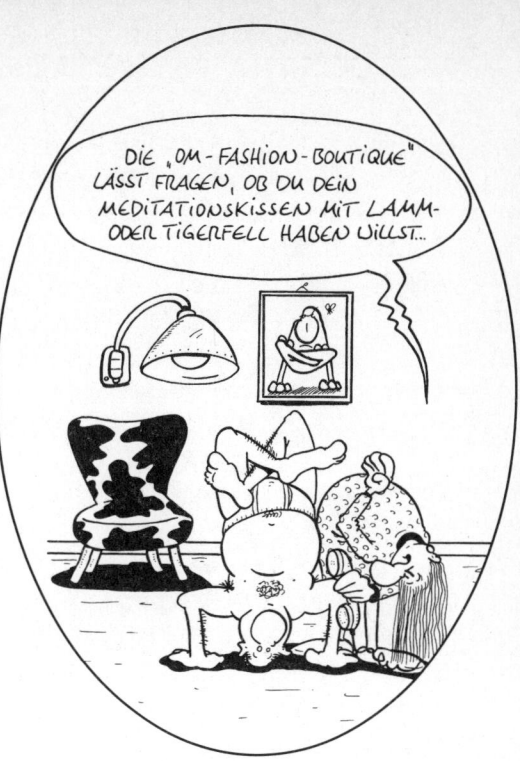

OMa (fam.) – die absolute Großmutter, hütet das Kind der Alleinerziehenden, während diese Aqua-Yoga° praktizieren

Penisfutteral (erot.) – ist bei allen in diesem Buch vorgestellten Übungen nicht notwenig, es sei denn, Du übst in einem sibirischen Freibad. Wer es gewohnt ist, ein Penisfutteral zu tragen, kann dies auch bei Aqua-Yoga° beibehalten

prana (sanskr.) – Atem, Vitalität, alles durch-dringende kosmische Energie; nicht zu ver-wechseln mit der Grundlage russischer Fensterdekoration, diese heißt Prawda

props (engl. »Stütze; Requisit«) – im Yogadrillsystem der Iyengar-Gefolgschaft weit verbreitete Hilfsmittel, dazu zählen Augensäckchen, beidseitig rutschfeste und maschinenwaschbare Matten, kleine und große Rückenbank (»Backbender«), diverse Gurte, Kork- und Holzklötzer Schulterstand-Platten und Wandseile und natürlich auch halbmondför-mige Sitzkissen mit Dinkelspelz-Füllung, aber eigentlich geht es auch ganz ohne Requisiten; im Aqua-Yoga° beschränkt sich der Gebrauch auf in der Regel vorhandene, im Bad übliche Utensilien wie Handtuch, Spiegel, Wanne

Räucherstäbchen – im Prinzip unbedenklich bei sparsamem Gebrauch, solche ohne Parfümstoffe sind vorzuziehen; andere, umweltverträgliche Duftverbesserungen tun es auch

shakti (sanskr.) – zeitweise Begleitband des Gitarrenvirtuosen John Mc Laughlin; bedeutet eigentlich weibliche, aktive Kraft des Göttlichen; Synonym für Energie

tantra (sanskr.) – hat im eigentlichen Sinne nichts mit den Wochenendbelustigungen zu tun, wo sich toughe Singles und betagte Pärchen zu qualifiziertem Gruppensex respektive Sex in der Gruppe zusammenfinden; Tantra nutzt das immense Energiepotential des Sex nicht als Selbstzweck im Sinne eines »Ich bumse, also bin ich«, sondern als Mittel für spirituelle und somit höhere geistige Zwecke. Man unterschei-det zwischen dem Tantra der rechten Hand (dakshinâcâra), wo die sexuellen Rituale rein symbolisch aufgefaßt werden und dem Tantra der linken Hand (vâmâcara), wo es zur Sache geht

tapas (sanskr.) – Fasten, Hitze; Disziplin, Selbstkontrolle; wichtiger Aspekt für all jene, die voran oder zum Wesentlichen kommen wollen

Tattoos (engl.) – haben mit Yoga nichts zu tun, stören im allgemeinen auch nicht direkt; Jivanmukti, der in N.Y. das größte Yoga-Center in den USA betreibt, in das auch Showgrößen wie Sting und Madonna kommen, trägt seine Tattoos gern zur Schau, da er aber nicht sonderlich gesund aussieht (halb Nick Cave, halb Iggy Pop und dazu der Blick von Charles Manson), würde ich bei ihm niemals einen Kurs belegen, nur um Madonna beim »Hund, der nach unten schaut« (ardha mukha shvanâsana) schwitzen zu sehen

Thank U [India] (engl. »Danke [Indien]«) – klasse Song von Alanis Morissettes zweitem Album mit dem spröden Titel »Supposed Former Infatuation Junkie«. Was da zunächst relativ wohlwollend klingt, entpuppt sich als Täuschung, verbunden mit einer Menge Dünkel. Alanis Morissettes in die Texte eingeflossene Impressionen von Indien sind ebenso daneben wie dies ein Reisehandbuch von jemandem wäre, der mit seiner Großmutter Disneyland oder Miami Beach besucht hat und anschließend ein Buch mit dem Titel »Dies ist definitiv Amerika« veröffentlicht

Varuna (sanskr.) – altindischer Regengott, Herr der Gewässer, Idol der Seefahrer und Bademeister; 1997 im Sternbild Waage geborener Sohn des Autors

Vegetabilien (lat. »pflanzliche Nahrungsmittel«) – wer trotz Schweinepest und Rinderwahn, trotz vielfacher Berichte von gestreßten, verletzten Tieren sowie Medikamenten- und sonstigen Rückständen im Gewebe des Schlachtviehs immer noch Wurst und Fleisch zu sich nimmt, muß dafür gewichtige Gründe haben oder autodestruktiv orientiert sein. Aus Sicht des Yoga und in Hinblick auf Figur, Fitneß, Gesundheit und Lebenserwartung ist vom Verzehr von allem, was träumt, dringend abzuraten.

Wassermannzeitalter – das Neue Zeitalter (New Age) löst das vom Christentum geprägte Zeitalter der Fische ab; die Angaben, wann das Wassermannzeitalter begann oder beginnt, schwanken zwischen 1898 und 2915; für das Jahr 2000 plädierten u. a. Nostradamus, Edgar Cayce und C. G. Jung

Weisheit – eine der besten Definitionen stammt von dem indischen Dichter und Philosophen Rabindranath Tagore (Nobelpreisträger von 1913): »Weisheit ist jene Jugend des Geistes, die uns befähigt einzusehen, daß die Wahrheit nicht in Schatzkästchen von Grundsätzen aufbewahrt wird, sondern frei und lebendig ist.«

yama (sanskr.) – erste Stufe des achtstufigen Rajayoga; ethisches Verhalten zum sozialen Umfeld und zur Umwelt, dazu zählen z. B. Gewaltlosigkeit, Ehrlichkeit, Aufgeben des Verlangens nach Besitz

yoga (sanskr. »Joch«) – Sammelbegriff für verschiedene spirituelle und pragmatische, körperorientierte Wege. Im Grunde gibt es so viele Yogaarten wie es Menschen gibt, die ihn praktizieren

Zen (jap.) – im Buddhismus verwurzelte japanische Meditationsmethode; eine Verbindung zum Yoga besteht darin, daß eine ganze Reihe von Yogapraktizierenden im Westen auch Zen praktizieren; ein »Zen und die Kunst des Zähneputzens« gibt es in Buchform noch nicht, kann aber durchaus geübt werden:

zähne putzen weiß
auf und ab und ab und auf
sonst nichts sonst leere
(Stoma-Haiku von Ma Ti)

Zungenschaber – helfen gegen Mundgeruch und befreien die Geschmackspapillen von allerlei Ablagerungen, wodurch das Essen wieder an Geschmack gewinnt; ob es ein extra so ausgewiesener Zungen-Schaber aus Silber sein muß, wage ich zu bezweifeln, ein Löffel tut es auch

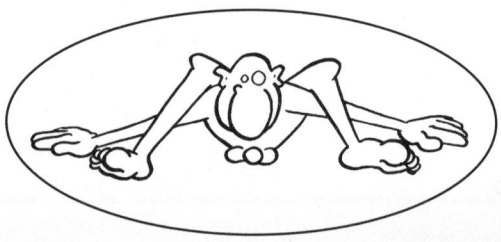

Danksagung

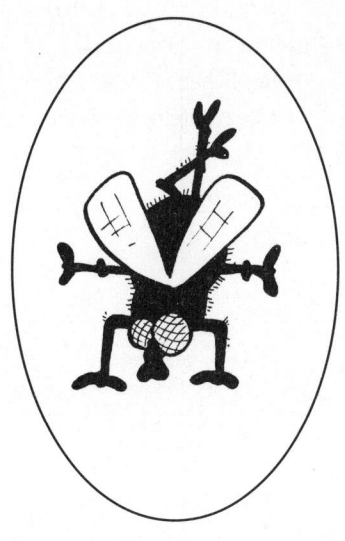

Eine Reihe von BadbenutzerInnen hat auf ganz unterschiedliche Weise dazu beigetragen, daß dieses Buch zustande kam. Ich möchte hiermit allen nachfolgend Genannten für Inspirationen, Vertrauen und/oder konkrete Unterstützung herzlich danken: Dr. Martina Bley, Dr. Oliver Thomas Domzalski, Thomas Körner, Yupp Mehrwald-Scheffler, Dr. Rose Miram-Gatz, Mr. Radhakrishna, Viji Vasu, Susanne Venker, Roni Yaari und Ryan Yun.

Der Autor

Mathias Tietke wuchs von 1959 bis 1986 in der Hundertwasser- Lutherstadt Wittenberg, direkt an der Elbe, im Land Sachsen-Anhalt auf. Er jobbte als Requisiteur und Sarg-Designer, wechselte nach Berlin, verkaufte dort Westbücher an Ostautoren und Yello-CDs an Kati Witt, studierte vier Jahre Yoga an der Yogaschule Braunschweig, schreibt seit einem Jahrzehnt für Zeitungen und Zeitschriften Rezensionen, Porträts und Reportagen, reist mit Vorliebe im Winter nach Indien und gehört seit 1999 zur Redaktion des Deutschen Yoga-Forums (DYF).

Der Cartoonist

Die deutsche Cartoonlegende TOM (Tom of Germany) erblickte 1960 als Thomas Körner im »sonnigsten Südwesten« Deutschlands das Licht der Welt und zeichnete bereits mit vier Jahren die ersten Witze mit einem Bi-Ba-Buntstift. Siebenundzwanzig Jahre später kam er groß raus. Seitdem rufen die RedakteurInnen der alternativen Tageszeitung (taz): »Unser täglich ›touché‹ gib uns heute«. 1998 wurde die 2000er Touché-Marke überschritten und mit einer eigenständigen Publikation gewürdigt. Inzwischen sind mehrere Bücher mit TOM-Cartoons erschienen, die beiden letzten hießen: »Ohne Gummi ʼn Fuffi extra« und »Christstollen mit Guinness«.